안전하고 효과적인
장침 사용법

Hands-On Long Needle Technique: Korean Acupuncture

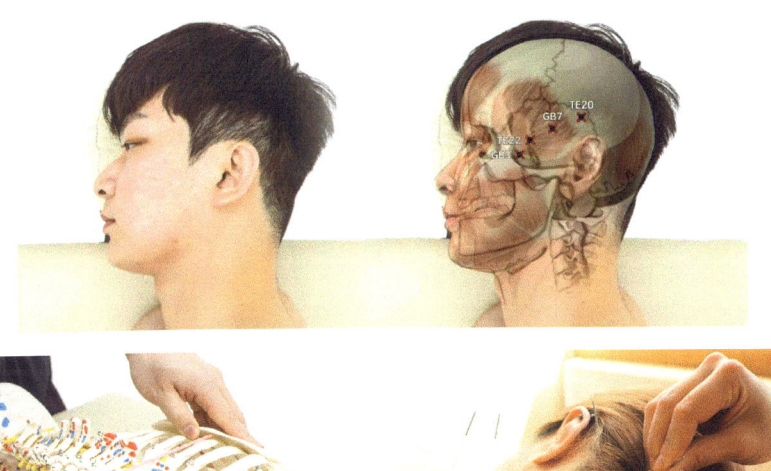

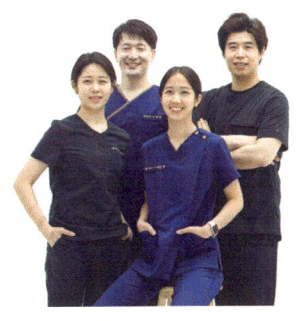

〈저자〉

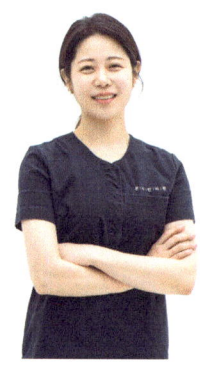

권고은 Goeun Kwon (@euph_bona)
대한민국 한의사
본아한의원 대표 원장
대한약침학회 정회원
국회 보건복지위원장 표창
대한민국 최고기록인증 국내1호 조절인지치료 전문가

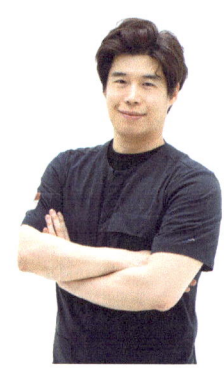

지현우 Hyunwoo Jee (@aidenjee)
대한민국 한의사
본아한의원 대표 원장
경희대학교 한의학박사
대한침도의학회 학술이사, 대한한의영상의학회 이사
서울시한의사회 의무이사

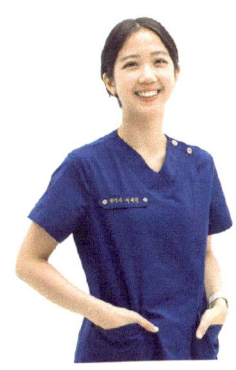

이세린 Serin Lee (@roveshin)

대한민국 한의사
통인한의원 진료 원장
종로구 어르신 건강증진 사업 추진위원장
2023 새만금 잼버리 한의약진료센터 홍보위원회 부위원장
다수의 건강서적 저자

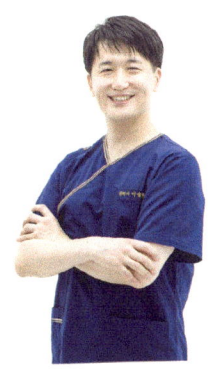

이승환 Seung hwan Lee (@wooricare)

대한민국 한의사, 뉴욕주 Licensed Acupuncturist
통인한의원 대표 원장
한방예방의학 박사
한방여성의학 석사
다수의 건강서적 저자

〈감수〉

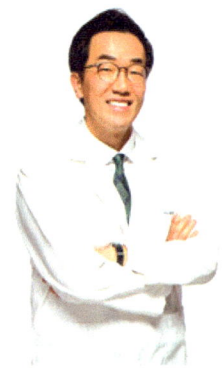

이우경 Winston(Woo K) Lee (@doctoracu2005)

대한민국 한의사, 캘리포니아주 Licensed Acupuncturist
캘리포니아주 풀러튼 '우리경희 한의원' 대표원장
경희대학교 동서의학대학원 석박사
전) 자생한방병원 미주분원 대표원장
전) 캘리포니아주 DULA 교수, 네바다주 원구대학교 교수
건강서적 '척추 관절, 아프지 않고 백 세 까지' 저자

〈모델〉

신정욱 Jung Wook Shin (@s_jjwwww)
동국대학교 한의과대학 학생

추 천 사

대한민국 한의사, 한의학박사, Licensed AC
이 우 경

저는 척추-관절 전문 한방병원인 자생한방병원 강남 본원에서 수년간 환자를 진료한 후 미국 분원에 주재원으로 파견을 나왔습니다. 지난 12년간 캘리포니아에서 환자를 보았고, 캘리포니아와 네바다의 한의과대학에서 박사과정 학생들에게 제 전문 분야인 통증 치료를 가르쳤습니다. 이러한 제 경험으로 보건대, 이 책은 한국 및 미국을 막론하고 전 세계의 모든 한의사 및 침구사들에게 꼭 필요한 책이라고 확신합니다. 이 책에 소개된 다양한 침법은 만성 퇴행성 질환 환자가 몇 주 또는 몇 달간 꾸준히 치료받아야만 그 효과를 확인 할 수 있는 것이 아닌, 급성 통증 환자에 대해서 즉시 효과를 볼 수 있는 매우 실용적인 치료법입니다.

이 책에서 소개되는 장침 테크닉은 크고 깊은 근육과 인대의 손상을 효과적으로 안전하게 접근하여 치료할 수 있다는 점에서 더욱 의미가 있습니다. 크고 깊은 근육이나 인대가 손상되면 일반적으로 더 큰 통증이 발생합니다. 또한 일반적인 마사지나 멘솔 성분의 통증 크림, 전기적 자극의 물리 치료 정도로는 깊은 위치에 있는 근육과 인대에 충분한 치료 효과를 전달하기 어렵습니다. 그러므로 이 책에서 소개되는 장침으로 이 문제를 치료하면 짧은 침이나 다른 마사지 또는 물리 치료로는 해결할 수 없는 통증을 상당히 효과적으로 제거할 수 있습니다.

한의학이든 양의학이든 통증 치료는 병원 운영에서 가장 안정적이며 기본적인 진료과목이 됩니다. 고통 속에서 행복을 느낄 수 있는 사람은 세상에 아무도 없습니다. 생명을 위협할 정도의 통증은 아니더라도 만성적인 통증이 지속되면 삶의 질이 급격히 떨어집니다. 통증에 대한 치료는 일상 생활에서 그 무엇보다 우선 해결되어야 할 급선무이기에, 사회의 전반적인 경제적 상황의 좋고 나쁨이나 병원의 입지에 따른 영향을 덜 받습니다. 상대적으로 비만 치료 및 미용 치료는 경기의 좋고 나쁨이나 계절, 지역과도 관계가 깊고, 개인의 경제 상황에 따른 영향을 더 받는다고 할 수 있습니다.

이 책에서는 장침을 보다 효과적이고 안전하게 사용할 수 있는 방법을 매우 쉽고 실용적으로 알려줍니다. 한의사들이 오늘 배워서 내일 바로 사용하는 책이기 때문에 진료실 책꽂이에 항상 꽂아두고 수시로 사용할 수 있는 필수적인 참고서적으로 활용될 것이라고 확신합니다.

머 리 말

이 책은 해외 Physician을 위한 임상 서적, "Hands-On Long Needle Technique: Korean Acupuncture(Qualteam Academy, 2023)"에서 시작했습니다. 대한민국의 한의대생과 아직 침 치료에 자신이 없는 임상 초보 한의사에게도 이 책이 필요하다는 감사한 요청 덕분에 한글판도 제작하게 되었습니다.

황제내경(黃帝內經)의 영추(靈樞)를 인용해서 침의 효과를 한 단어로 표현하면, "기운을 조절하고, 정신을 치료한다(調氣治神)" 입니다. 12경락과 기경팔맥, 경외기혈에 이르기까지 많은 혈 자리는 각각 고유의 효과가 있고, 한의사는 환자의 증상과 체질에 맞게 마치 한약을 처방하듯, 치료 혈위를 잘 구성하여 병을 치료합니다.

게다가 한의사라면 해부학을 기초로 한 정형외과적 치료에도 능숙해야 합니다. 한의학이 오래된 역사를 통해 음양론, 오행론, 경락론 등이 서로 융합하여 발전해 온 것처럼, 해부학을 통해 알게 된 근육, 인대, 혈관, 신경 등의 지식을 한의학 진단 및 치료에 응용하는 것은 당연합니다. 그분만 아니라, 특정 근육을 타겟으로 치료하더라도, 이는 통증이나 불편함을 개선하는 데 그치지 않고, 소화기, 호흡기, 순환기, 신경정신과 등의 치료로 이어질 수 있습니다.

지금까지 침구학을 다룬 많은 전통 한의학 서적들은 취혈하는 방법 혹은 전통적인 이론에 따른 혈 자리 선정에 집중되어 왔으며, 위험한 혈 자리들을 명시하여 사고를 줄이기 위한 내용을 위주로 담고 있습니다. 이러한 방향은 의료사고를 방지하는 데에 꼭 필요한 지식이나 임상 경험이 많지 않은 의사들로 하여금 소극적인 치료만을 강조하고, 일정 깊이 이상 자입해야만 치료 효과를 기대할 수 있는 혈 자리를 놓치게 만들 가능성이 있습니다.

이 책의 제목에서 언급한 "장침"은 특정 길이 이상의 침만을 뜻하는 것이 아닙니다. 심자를 해도 문제가 없거나 그렇게 해야 더 효과적인 혈 자리의 취혈 전체를 포함합니다. 충분한 학습과 약간의 주의만 기울인다면, 깊게 자침해도 아무런 문제가 없을 혈 자리에 대해 알아보고, 다양한 사진을 통해 실습을 돕고자 합니다.

대한민국 한의대생들과 초보 한의사들이 이 책을 통해 침 치료에 더욱 자신감을 갖고, 보다 많은 환자들을 빠르고 효과적으로 치료하는 데 도움이 되길 바랍니다.

감사합니다.

2024.1.
저자 일동.

목 차

추천사 … p 4

머리말 … p 5

[1] 침의 안전성 소개 … p 10

[2] 위생적 사용 방법 – CNT … p 10

[3] 침치료 시 주의해야 할 상황에 따른 대처 방법 … p 11

[4] 현대인이 아픈 이유 … p 17

[5] 임상 케이스로 넘어가기 전에 … p 19

[6] 두부 다빈도 경혈 … p 20

    [6-1] 후두하근 Posterior Suboccipital Muscles
        (1) 임상례 … p 20
        (2) 이학적 검사 & 진단 … p 21
        (3) 치료 … p 24
        (4) 추가로 살펴 볼 근육 … p 27
        (5) 운동요법 … p 27

    [6-2] 승모근 Trapezius
        (1) 임상례 … p 28
        (2) 이학적 검사 & 진단 … p 29
        (3) 치료 … p 31
        (4) 추가로 살펴 볼 근육 … p 33
        (5) 운동요법 … p 33

    [6-3] 측두근 Temporalis
        (1) 임상례 … p 34
        (2) 이학적 검사 & 진단 … p 35
        (3) 치료 … p 37
        (4) 추가로 살펴 볼 근육 … p 39
        (5) 운동요법 … p 39

[6-4] 내익상근 & 외익상근 Medial and Lateral Pterygoid
　　　(1) 임상례　⋯　p 40
　　　(2) 이학적 검사 & 진단　⋯　p 41
　　　(3) 치료　⋯　p 42
　　　(4) 추가로 살펴 볼 근육　⋯　p 45
　　　(5) 운동요법　⋯　p 45

[6-5] 교근 Masseter Muscle
　　　(1) 임상례　⋯　p 46
　　　(2) 이학적 검사 & 진단　⋯　p 47
　　　(3) 치료　⋯　p 49
　　　(4) 추가로 살펴 볼 근육　⋯　p 50
　　　(5) 운동요법　⋯　p 50

[7] 척추부 다빈도 경혈　⋯　p 51

　　[7-1] 후관절 Facet Joints
　　　(1) 임상례　⋯　p 52
　　　(2) 이학적 검사 & 진단　⋯　p 53
　　　(3) 치료　⋯　p 55
　　　(4) 추가로 살펴 볼 근육　⋯　p 56
　　　(5) 운동요법　⋯　p 57

　　[7-2] 장요근 Iliopsoas Muscle
　　　(1) 임상례　⋯　p 58
　　　(2) 이학적 검사 & 진단　⋯　p 59
　　　(3) 치료　⋯　p 61
　　　(4) 추가로 살펴 볼 근육　⋯　p 63
　　　(5) 운동요법　⋯　p 63

　　[7-3] 요방형근 Quadratus Lumborum
　　　(1) 임상례　⋯　p 64
　　　(2) 이학적 검사 & 진단　⋯　p 65
　　　(3) 치료　⋯　p 67
　　　(4) 추가로 살펴 볼 근육　⋯　p 69
　　　(5) 운동요법　⋯　p 69

[8] 상지부 다빈도 경혈　⋯　p 70

[8-1] 견갑거근 Levator Scapulae
    (1) 임상례 ⋯ p 70
    (2) 이학적 검사 & 진단 ⋯ p 71
    (3) 치료 ⋯ p 73
    (4) 추가로 살펴 볼 근육 ⋯ p 75
    (5) 운동요법 ⋯ p 75

[8-2] 극상근 Supraspinatus
    (1) 임상례 ⋯ p 76
    (2) 이학적 검사 & 진단 ⋯ p 77
    (3) 치료 ⋯ p 79
    (4) 추가로 살펴 볼 근육 ⋯ p 81
    (5) 운동요법 ⋯ p 81

[8-3] 극하근 Subscapularis
    (1) 임상례 ⋯ p 82
    (2) 이학적 검사 & 진단 ⋯ p 83
    (3) 치료 ⋯ p 85
    (4) 추가로 살펴 볼 근육 ⋯ p 86
    (5) 운동요법 ⋯ p 87

[8-4] 수근굴근 Flexors of the Forearm
    (1) 임상례 ⋯ p 88
    (2) 이학적 검사 & 진단 ⋯ p 89
    (3) 치료 ⋯ p 93
    (4) 추가로 살펴 볼 근육 ⋯ p 95
    (5) 운동요법 ⋯ p 95

[8-5] 수근신근 Extensors of the Forearm
    (1) 임상례 ⋯ p 96
    (2) 이학적 검사 & 진단 ⋯ p 97
    (3) 치료 ⋯ p 99
    (4) 추가로 살펴 볼 근육 ⋯ p 100
    (5) 운동요법 ⋯ p 101

[9] 하지부 다빈도 경혈 ⋯ p 102

    [9-1] 대둔근 Gluteus Maximus
        (1) 임상례 ⋯ p 102

(2) 이학적 검사 & 진단　⋯　p 103
　　(3) 치료　⋯　p 104
　　(4) 추가로 살펴 볼 근육　⋯　p 107
　　(5) 운동요법　⋯　p 107

[9-2] 중둔근 Gluteus Medius
　　(1) 임상례　⋯　p 108
　　(2) 이학적 검사 & 진단　⋯　p 109
　　(3) 치료　⋯　p 111
　　(4) 추가로 살펴 볼 근육　⋯　p 113
　　(5) 운동요법　⋯　p 113

[9-3] 이상근 Piriformis
　　(1) 임상례　⋯　p 114
　　(2) 이학적 검사 & 진단　⋯　p 115
　　(3) 치료　⋯　p 117
　　(4) 추가로 살펴 볼 근육　⋯　p 119
　　(5) 운동요법　⋯　p 119

[9-4] 대퇴직근 Rectus Femoris
　　(1) 임상례　⋯　p 120
　　(2) 이학적 검사 & 진단　⋯　p 121
　　(3) 치료　⋯　p 123
　　(4) 추가로 살펴 볼 근육　⋯　p 125
　　(5) 운동요법　⋯　p 125

[9-5] 전경골근 Tibialis Anterior
　　(1) 임상례　⋯　p 126
　　(2) 이학적 검사 & 진단　⋯　p 127
　　(3) 치료　⋯　p 129
　　(4) 추가로 살펴 볼 근육　⋯　p 131
　　(5) 운동요법　⋯　p 131

[9-6] 후경골근 Tibialis Posterior
　　(1) 임상례　⋯　p 132
　　(2) 이학적 검사 & 진단　⋯　p 133
　　(3) 치료　⋯　p 135
　　(4) 추가로 살펴 볼 근육　⋯　p 137
　　(5) 운동요법　⋯　p 137

[1] 침의 안전성

아직 침 치료가 익숙하지 않고 위험하지는 않을까 우려된다면, 침 치료의 안전성에 대한 최신 연구를 확인할 필요가 있다.

> 2022년에 발표된 한 연구[1]에서는 침 치료와 관련된 부작용(AE)에 대한 전향적 진료 기반 설문조사를 실시하여 침의 안전성을 평가했다. 총 222명의 한의사(KMD)로부터 37,490건의 침술 치료에 대한 데이터를 수집했다.
> 37,490건의 침술 치료 중 4,518건에서 최소 1건의 부작용이 보고되었다(빈도율: 10,000건당 1,205건). 기기 결함이나 의료 과실과 관련된 행정적 문제를 추가하면 4,768건으로 증가했다(빈도율: 10,000명당 1,272건). 부작용은 매우 흔하게 발생했지만 출혈, 자침 부위 통증, 멍과 같은 대부분의 부작용은 경증 또는 중등도였다.
> 영국[2], 독일[3], 일본[4]에서 발표된 다른 연구에서 약간씩 다른 결과가 나왔지만, 이는 해당 연구가 수행된 임상적, 문화적 맥락에서 비롯된 것일 수 있다.

요약하면, 부작용은 흔하지만 대부분 일시적이고 경미하며, 자격을 갖춘 의료인이 침 치료를 시행할 경우, 허용 가능한 안전성을 갖춘 신뢰할 수 있는 치료법이라는 것을 확인 할 수 있다.

[2] 위생적 사용 방법 – CNT[5]

장침을 사용시 침체를 손가락으로 잡아도 되는지 의문이 생길 수 있다. 미국의 정침법(Clean Needle Technique)에 의하면, 필요한 경우 손가락과 침 몸체 사이에 멸균 거즈 혹은 멸균솜을 사용하여 침을 지지하도록 안내하고 있다.

---

[1] Won JY, Lee JH, Bang HJ, Lee HS. Safety of acupuncture by Korean Medicine Doctors: a prospective, practice-based survey of 37,490 consultations. BMC Complement Med Ther. 2022;22(1):300.

[2] White A, Hayhoe S, Hart A, Ernst E. Adverse events following acupuncture: prospective survey of 32 000 consultations with doctors and physiotherapists. BMJ. 2001;323:485-6.

[3] Witt CM, Pach D, Brinkhaus B, Wruck K, Tag B, Mank S, et al. Safety of acupuncture: results of a prospective observational study with 229,230 patients and introduction of a medical information and consent form. Forsch Komplementärmed. 2009;16:91-7.

[4] Yamashita H, Tsukayama H, Tanno Y, Nishijo K. Adverse events in acupuncture and moxibustion treatment: a six-year survey at a national clinic in Japan. J Altern Complement Med. 1999;5:229-36.

[5] CCAOM Clean Needle Technique Manual 7th Edition. USA:CCAOM, 2020.

[3] 침치료 시 주의해야 할 상황에 따른 대처 방법

1. 척추 부위 자침시 Penetrating Vertebral Column Area

침의 방향이 두방에서 미방으로 향하는 것이 중요하다. 이를 지키지 않는 경우, interlaminar space 등 시술자가 원치 않는 방향으로 자입될 수 있다. 항상 자세를 잊지 않도록 환자의 두방에 서서 족방을 바라보며 침을 놓는 것이 중요하다.

[옳은 방법]
1. 위에서 아래로 찍어서 뼈에 닿게 한다.
2. 두방에서 미방으로 침의 궤적을 사용하여, 척추 바디에 침이 bone touch 하도록 한다. 일정 깊이에서 뼈에 닿지 않으면 진침을 멈춘다.

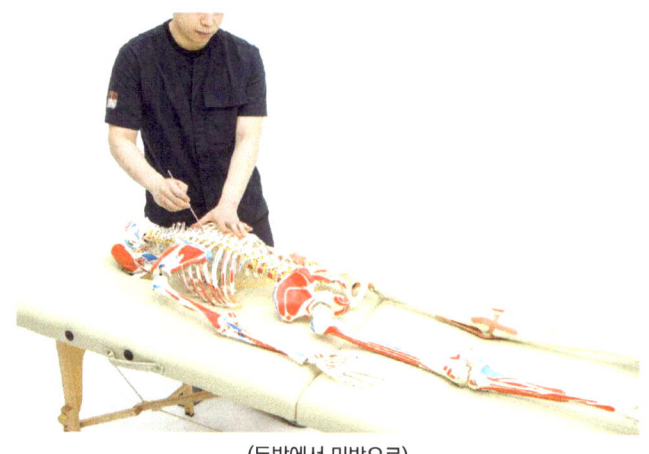

(두방에서 미방으로)

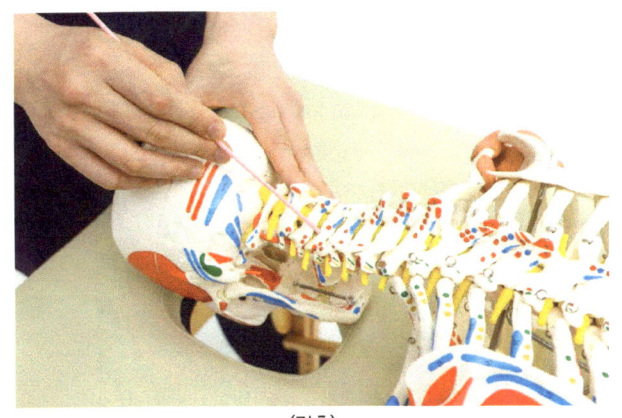
(경추)

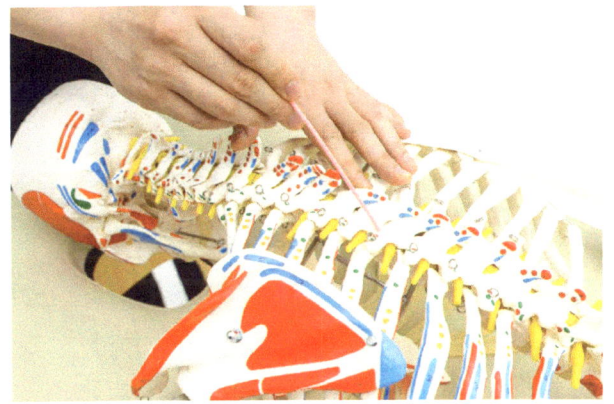
(흉추)

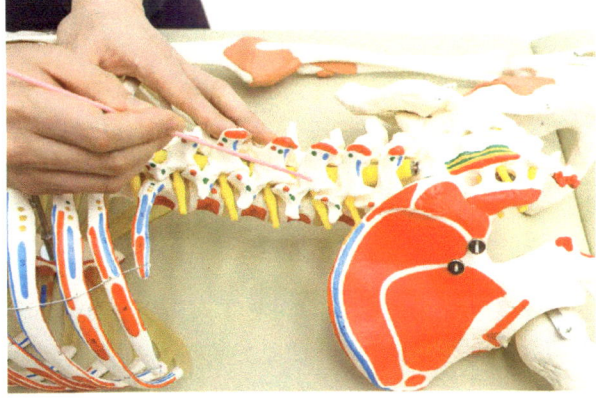
(요추)

[위험한 방법]
1. 미방에서 두방으로 상사자하며, interlaminar space 등 원치 않는 곳으로 침이 들어가는 것을 주의한다.
2. 척수로 침이 들어가는 것을 주의한다.
3. 침도처럼 휘지 않는 도구의 사용은 괜찮지만, 잘 휘는 주사나 침은 조심해야 한다.

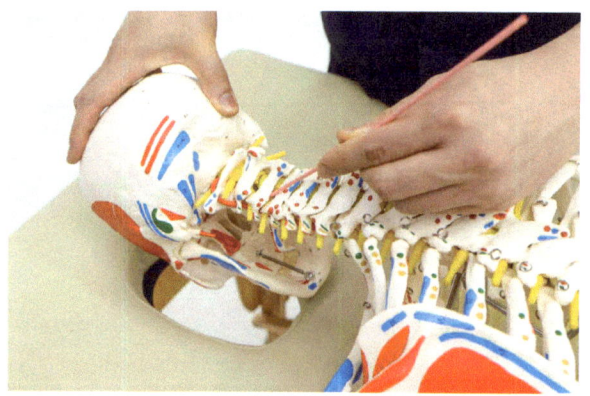

(Interlaminar space로 들어갈 수 있다)

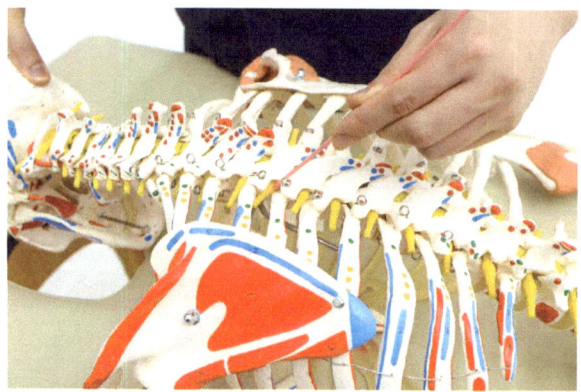

(Pleura에 침범하거나 신경 손상의 위험이 있다)

후두부 자침 시는 위험한 부위로 진침하지 않아야 한다. 직자 시 경막(duramater)을 자극할수 있으므로, 항상 후두골에 닿는 것을 확인해야 한다.

[옳은 방법]

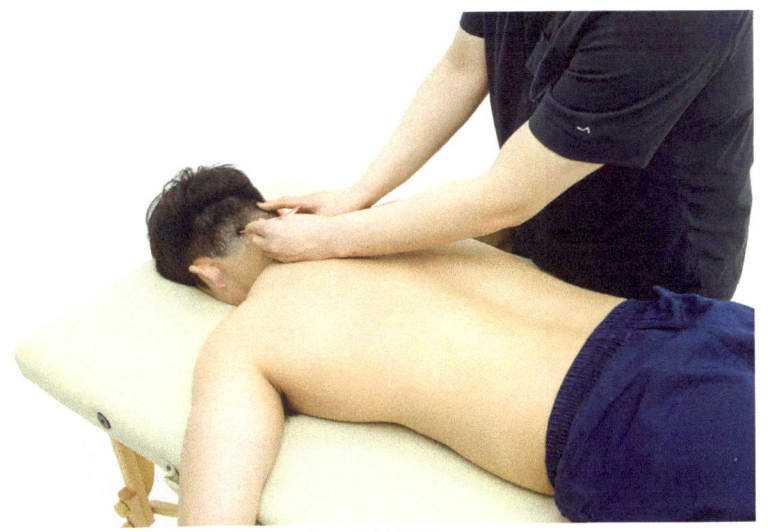

(후두골 본 터치)

[위험한 방법]

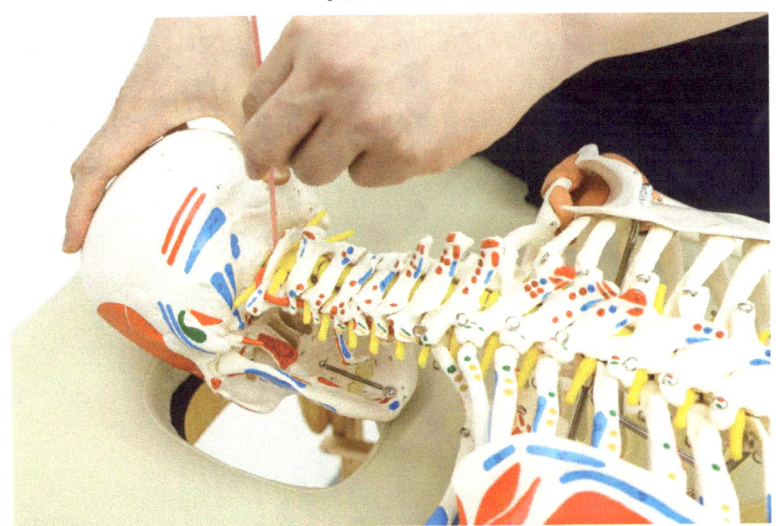

(경막 dura mater 을 건드리지 않도록 주의)

2. 안전하고 효과적인 자침 규칙

일반적으로 경혈을 취혈할 때 다양한 깊이의 자침이 가능하다. 침으로 자입할 수 있는 인체조직은 다음과 같다.

1) 근육, 힘줄 2) 인대 3) 혈관 4) 신경 5) 장기

이 중 원하는 조직을 정확하고 안전하게 취혈하기 위한 방법은 아래와 같다.

[방법]
1) 본 터치 :
  환자가 움직일 때를 대비하거나, 침이 다른 부위로 어긋나지 않게 뼈에 맞추어야 한다. 뼈는 외부에서 잘 만져지고 이동하지 않기 때문에 land mark로 이용하여 취혈의 정확성과 안전성을 확보할 수 있다. 게다가 골자극(bone touch)이 되면, 생리적 치유 반응이 촉진되어 더욱 큰 효과를 얻을 수 있다[6].
2) 천천히 진침 :
  장침 취혈 시 진침 속도를 느리게 하면 혈관이나 신경 손상을 예방할 수 있다.
3) 진침 시 찌릿하면 침을 후퇴시킨다.
4) 박동이 느껴지는 곳은 보조수를 이용하여 자침 부위를 압박함으로써 침이 혈관을 손상시키는 것을 예방할 수 있다. (가압 분리 – 침도요법 중 하나)
5) 환자가 찌릿해 하거나 뜨거운 감각을 호소하면 혈관을 찌른 경우다. 알콜솜으로 1분 정도 강하게 압박하여 지혈한다. 압박 지혈 후 환부가 부었는지 체크하며, 부었다면 얼음팩을 추천한다.

---

[6] Cho TH, Cho DP, PArk KM, Par SS. Fuzopuncture. Seoul:Eui Seoung Dang, 2013.

* 신경은 (심지어 주사기로도) 쉽게 손상되지 않는다!

2006년, 미국 마취과학회지에 발표된 신경 손상 연구에 따르면[7], 말초 신경의 구멍을 내고 약물을 주입했지만 신경 손상은 일어나지 않았다.

> Background: Nerve puncture by the block needle and intraneural injection of local anesthetic are thought to be major risk factors leading to neurologic injury after peripheral nerve blocks. In this study, the author sought to determine the needle-nerve relation and location of the injectate during ultrasound-guided axillary plexus block.
>
> Methods: Using ultrasound-guided axillary plexus block (10- MHz linear transducer, SonoSite, Bothel, WA; 22-gauge B-bevel needle, Becton Dickinson, Franklin Parks, NJ), the incidence of apparent nerve puncture and intraneural injection of local anesthetic was prospectively studied in 26 patients. To determine the onset, success rate, and any residual neurologic deficit, qualitative sensory and quantitative motor testing were performed before and 5 and 20 min after block placement. At a follow-up 6 months after the blocks, the patients were examined for any neurologic deficit.
>
> Results: Twenty-two of 26 patients had nerve puncture of at least one nerve, and 21 of 26 patients had intraneural injection of at least one nerve. In the entire cohort, 72 of a total of 104 nerves had intraneural injection. Sensory and motor testing before and 6 months after the nerve injections were unchanged.
>
> Conclusions: Under the conditions of this study, puncturing of the peripheral nerves and apparent intraneural injection during axillary plexus block did not lead to a neurologic injury.

저자의 경험에 따르면, 침이 신경을 건드릴 때 막으로 추정되는 해부학 구조물을 뚫기 전에 신경이 1~2cm 정도 움직인다고 한다.

---

[7] Paul E. Bigeleisen. Nerve Puncture and Apparent Intraneural Injection during Ultrasound-guided Axillary Block Does Not Invariably Result in Neurologic Injury. Anesthesiology 2006;105:779-83.

3. 만일 위험요소가 있는 부위에서 환자가 갑작스런 통증이나 찌릿함을 호소했을 시에는 다음과 같이 대처한다[8].
   1) 당황하지 말고 여유있게 침을 뺀다.
   2) 3가지 질문을 한다.
      i) 찌릿한 기분이 들었나요? - 신경자극여부 확인
      ii) 어디까지 찌릿했나요? - 자극된 신경 확인
      iii) 아직까지 찌릿한가요? - 통증 지속 여부 확인, 단순자극과 손상여부 판별
   3) 환자가 한 번 움직여보게끔 한다.
      : 발침 후에 찌릿한 느낌이 없고, 움직이는데 지장이 없다면 아무 문제가 없다.
      한의학에서의 "득기감"으로 볼 수 있는 정상 반응이다.
   4) 발침 후에도 계속 찌릿하다면, 치료 부위를 압박한 후 증상이 완화될 때까지 아이스팩으로 환부를 진정시킨다.
   5) 운동 저하 및 심한 자극 증상이 나타난 경우
      i) 감각신경염: 대부분 1주일 이내 호전된다.
      ii) 운동신경염: 대부분 1달 이내 호전된다.

[4] 현대인이 아픈 이유

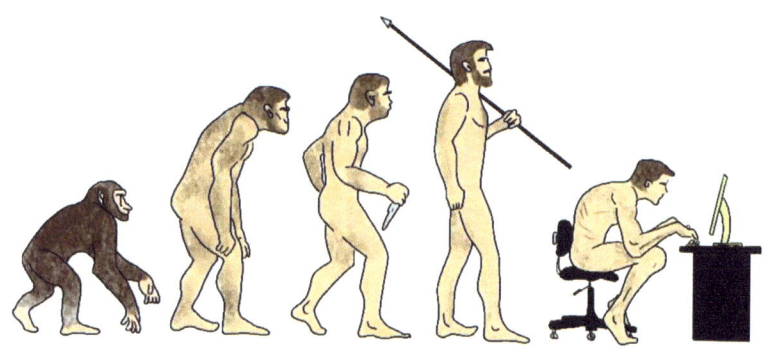

현대인들은 대부분 의자에 앉아서 생활한다. 아침에 일어나면 식탁에 앉아 아침식사를 하고, 운전석이나 버스, 전철에 앉아서 출근하고, 컴퓨터 앞에 앉아서 일하고, 점심식사도 앉아서 먹고, 퇴근 후 집에 와서 소파에 앉아서 쉰다. (심지어 화장실의 볼일도 앉아서 해결한다!)

---

[8] Yoon SH, Minimally Invasive Acupotomy. Seoul:Gunja,2022.

대부분의 생활이 이 의자에서 저 의자로 옮겨가고, 의자 앞에는 책상이나 테이블 혹은 스마트폰이 있어 양 팔을 앞으로 뻗어 식사, 일, 게임 또는 인터넷 서핑 등(상체 입장에서는 이것도 일이다)을 한다. 이로 인해 생기는 현대인의 질환은 남녀노소 가릴 것 없이 전세계 인류에 보편적으로 나타난다.

1. 요통 : 불편한 자세로, 오래 앉아서 나타날 수 있다. 이때 허리근육을 포함하여, 짧아진 상태로 지속 긴장하는 장요근과, 하중으로 눌리는 엉덩이 근육을 반드시 함께 치료해주어야 한다. 복부의 눌림으로 만성 소화장애, 비뇨 생식기계 질환, 생리 불순을 야기한다. 복부 자율신경의 압박으로 만성 소화장애, 소변 문제, 골반강 순환 저하, 하체 부종 등까지 나타난다.
2. 목 통증 : 일자목, 거북목, 경추부 앞쪽 근육과 후두부 근육의 지속적인 경직으로 인한 불균형으로 긴장성 두통, 턱관절 질환, 편두통 등이 발생한다.
3. 어깨 통증 : 라운드 숄더 상태로 일부 근육만 사용한다. 팔을 앞으로만 뻗어 흉근, 이두근 등을 과사용하게 되어 견갑골이 앞으로 이동하는 라운드 숄더 상태가 된다. 이는 어깨 통증 외에도 거북목으로 인해 경추부 통증의 원인이 되기도 한다.
4. 다리 통증 : 하지 근육의 사용이 최소화되면서 나타나는 근육 경직 및 허벅지 근육 소실로 인한 무릎, 발목 질환이 발생할 수 있다.

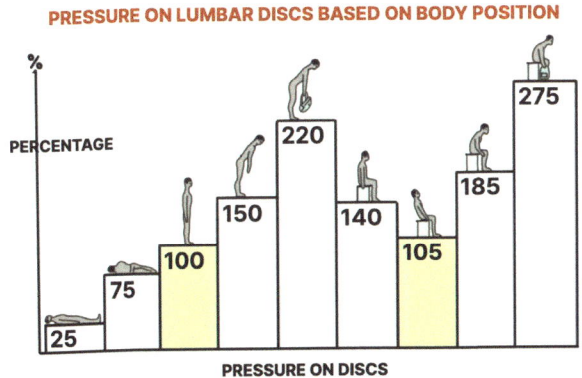

[5] 임상 케이스로 넘어가기 전에

앞으로 우리는 각 케이스를 제시하고, 어떤 근육의 문제인지를 찾는 과정으로 이야기를 풀어보려고 한다. 이는 학습과 실습을 흥미롭기 위한 하나의 방법이 될 수 있다.

하지만, 실제 임상에서 환자를 치료하다 보면, 한 가지의 근육만 문제가 되기보다는 여러 근육의 복합적인 문제를 해결해야 하는 경우도 많다. 또한, 내과적 문제, 정신과적 문제, 더 나아가 인간관계, 사회의 문제와도 연관될 수 있다. 이 책에서 이야기하는 근육학적 진단 및 치료 방법을 기초로 더 많은 분야의 관심과 공부가 반드시 필요하다.

[6] 두부 다빈도 경혈

[6-1] CASE 1.

53세 남성이 두통으로 인해 내원했다.
등은 뒤로 밀려 구부정하고, 턱이 들려있어, 거북목 체형의 환자로 보인다. 평소 장거리 출장이 많고, 주로 운전을 많이 한다. 특히 뒷목이 항상 뻣뻣해서 두둑두둑 목을 꺾는 버릇이 있다고 한다. 소리가 나면 좀 시원한 것 같다. 눈이 건조하고 뻑뻑하며, 붉게 충혈되어 있다. 목 뒤쪽에서 눈 쪽으로 퍼지는 통증을 느끼며, 어지럽고 머리를 숙일 때 욱신욱신 쑤시는 통증이 심해진다. 오른쪽이 더 심했는데, 왼쪽도 증상이 나타난다.
하루 종일 피곤하고, 불면증이 있어서 술에 의존한지 3주 정도 되었다. 증상이 점점 심해진다. 턱관절에 대해 검사하였을 때 입을 벌리기 힘들거나, 저작시의 통증이나 염발음을 호소하지는 않았다.

(1) Q. 어떤 근육을 가장 먼저 의심해야 할까?
   1) 측두근 Temporalis
   2) 후두하근 Posterior Suboccipital Muscles
   3) 교근 Masseter Muscle
   4) 외익상근 Lateral Pterygoid Muscle
   5) 내익상근 Medial Pterygoid Muscle

A. 2) 후두하근 Posterior Suboccipital Muscles
   1) 3) 4) 5) → 턱관절에 문제가 없기 때문에 배제한다. 1) 3) 4) 5) 근육들은 턱관절의 운동과 관련이 있다.

(2) 이학적 검사 & 진단
후두하근 Posterior Suboccipital Muscles

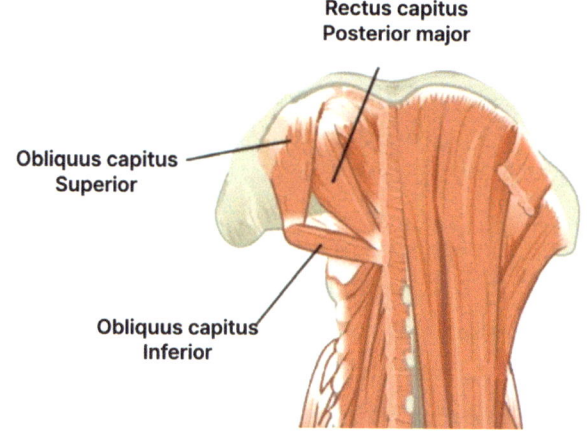

후두하근에는 대후두직근, 소후두직근, 상두사근, 하두사근이 있다.

	대후두직근 Rectus Capitis Posterior Major
기시	C2 극돌기 Spinous process of the axis
종지	하항선 Inferior nuchal line
기능	• 신전 • 두부의 동측회전

	소후두직근 Rectus Capitis Posterior Minor
기시	C1의 후궁의 결절 Tubercle on the posterior arch of atlas
종지	하항선의 내측면 그리고 대후두공의 사이 Medial inferior nuchal line and the surface between it and foramen magnum
기능	• 두부의 신전

	상두사근 Obliquus Capitis Superior
기시	C1 외측괴 Lateral mass of atlas
종지	하항선의 외측면 Lateral inferior nuchal line
기능	• 두부의 신전 • 동측의 두부굴곡

	하두사근 Obliquus Capitis Inferior
기시	C2의 극돌기 Spinous process of the axis
종지	C1의 외측괴 Lateral mass of atlas
기능	• 경추의 회전

이학적 검사 및 촉진 :
    1) 경추 신전 시 턱을 내미는 경우가 많음
    2) George's test 는 음성
    3) 경추 굴곡이 어려움
    4) 후두하근 압통 다수 존재

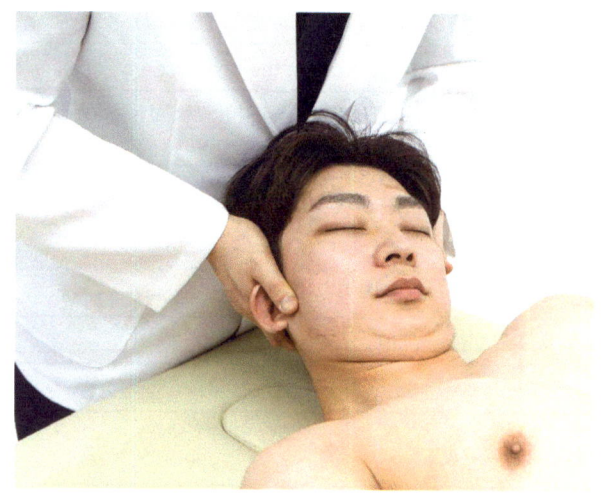

(후두부를 양쪽으로 신장시켜 좌우 차이가 있는지 확인한다)

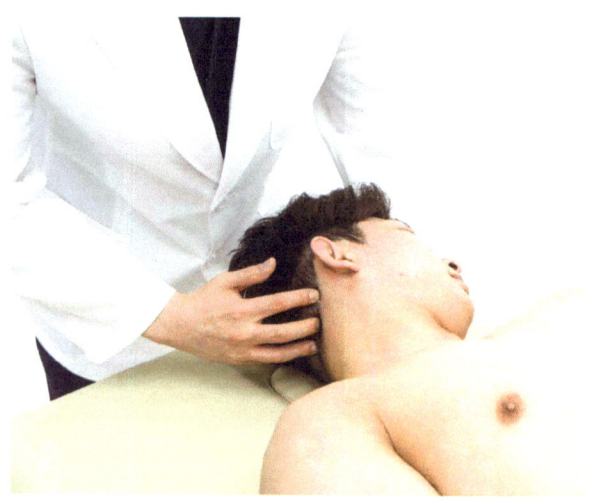

(후두하근 촉진법)

턱을 아래로 굽힐 때 흉골에 닿지 않으면 후두하근 단축으로 볼 수 있다.

(3) 치료

- 후두하근 TP와 경혈점

풍부 風府 GV16, 뇌호 腦戶 GV17, 뇌공 腦空 GB19, 풍지 風池 GB20

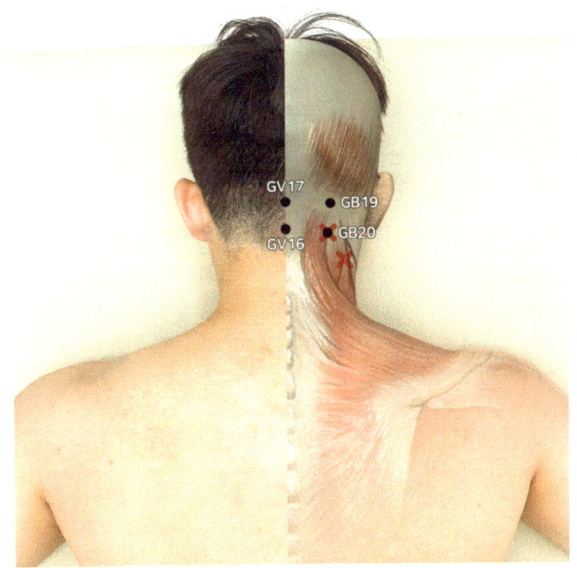

(후두하근의 TP 및 경혈점)

- 각 후두하근의 기시 종지를 치료한다
- 뼈와 뼈가 만나는 부위를 관절이라고 부른다. 잘 움직이지 않는 뼈와 잘 움직이는 뼈가 만나는 관절에서 유독 문제가 많이 발생한다. 후두골은 뇌를 지켜주기 위해 특별히 단단하게 이루어져 있고, 다른 머리뼈들과 치밀한 결합을 하고 있다. 그런데 후두골과 맞닿아 있는 경추 1~7번은 아주 잘 움직이는 분절이다. 그래서 후두골과 경추 1번이 만나는 후두하근은 늘 압박을 많이 받게 된다.

• 후두하근, 얼마나 깊이 찔러도 되나?

  i) 후두하근에는 다수의 경혈이 존재한다.

  → 풍지 風池 GB20 : 목의 뒤쪽 부위, 후두골 아래, 흉쇄유돌근 삽입부와 승모근 기시부 사이의 오목한 곳.

  → 풍부 風府 GV16 : 목의 뒤쪽 부위, 외후두돌기 바로 아래, 승모근 사이의 오목한 곳. 사자 0.5 - 0.8촌

  후두하근은 약 2.4cm이면 원하는 타겟 포인트에 들어가나, 항상 뼈에 닿도록 연습하는 것이 좋다. 뼈에 닿지 않는 경우는 더 진침하지 않는다.

  ii) 바깥쪽에서부터 완골 完骨 GB12, 풍지 風池 GB20, 풍부 風府 GV16 직자할 수 있지만 (오히려 직자방향으로 심자할 경우 위험할 수 있다), 더 자극을 많이 주는 방법으로 풍지-풍지 투자를 할 수 있고, 안전한 자침을 위해서는 풍지-풍부 투자도 괜찮다.

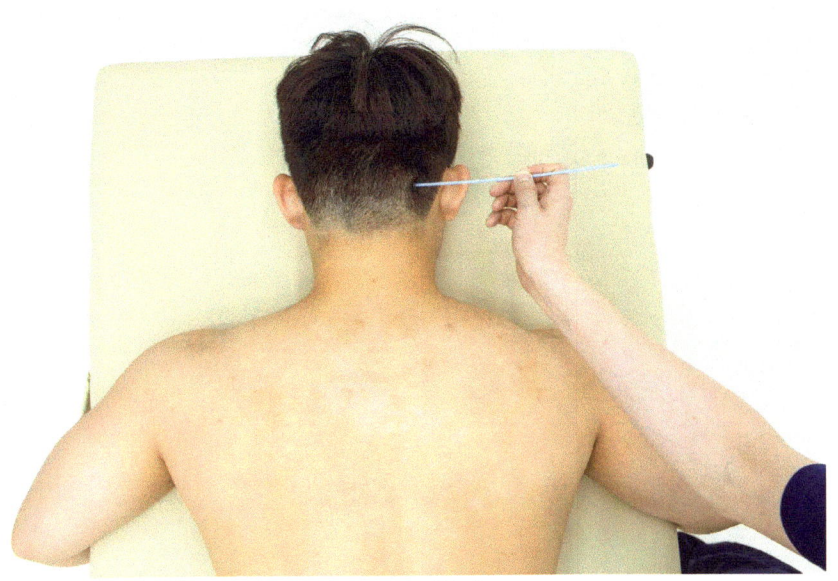

(풍지-풍부 자침법)

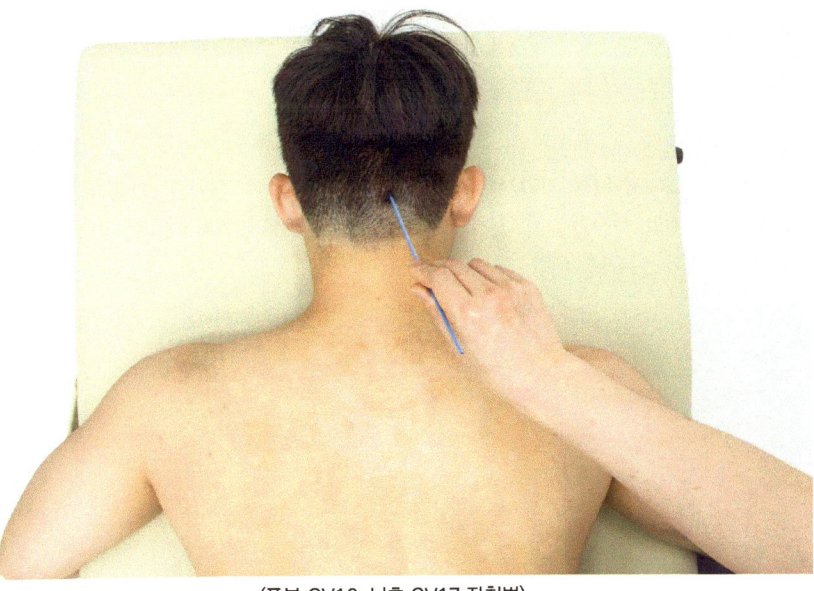

(풍부 GV16, 뇌호 GV17 자침법)

(4) 추가로 살펴 볼 근육
  i) 견갑거근 Levator Scapulae
  ii) 다열근 Multifidus
  iii) 두판상근 Splenius Capitis

(5) 운동요법

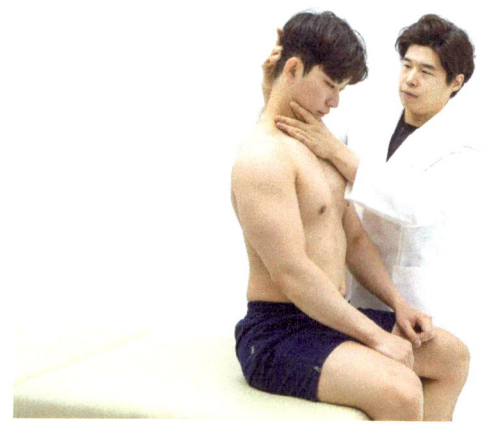

앉아 있는 상태에서 턱을 당겨서 한쪽으로 20도 회전한 후 당기면, 반대 측 후두하근을 스트레칭하게 된다. 사진과 같이 시술자가 환자의 턱을 손으로 밀면서, 머리를 앞으로 당겨주면, 후두하근 전체가 스트레칭 된다. 1회에 10초씩 실시한다.

Take a look at this!

[6-2] CASE 2.

IT 업계에 종사하고 있는 30대 남성이 우측항강통과 편두통으로 내원했다.

증상은 만성적으로 호전과 악화를 반복해왔다. 최근 몇 달 동안 업무가 많아 밤늦게 일하면서 통증이 극심해졌다고 한다. 하루 컴퓨터 업무를 11시간 이상 했고, 모니터를 2개 쓰고 있는데, 생각해 보니 우측 모니터를 더 많이 본다.

아침에 진하게 커피를 마시면 잠깐 좋아지는 것 같았는데 요즘은 이마저도 효과가 없어졌다. 특히 밤에 편두통이 더 심해진다.

우측 측굴에 비해, 좌측 측굴이 제한되어 있고, 우측으로 회전 시 우측 경항부에 통증이 발생한다. 경추 굴곡시 가동 범위의 제한과 턱관절 불편감은 없고, 스펄링 테스트는 음성이다.

(1) Q. 어떤 근육을 가장 먼저 의심해야 할까?
    1) 상부승모근 Upper Trapezius
    2) 견갑거근 Levator Scapular
    3) 후관절 Facet Joint
    4) 후두하근 Posterior Suboccipital Muscles
    5) 내외익상근 Medial and Lateral Pterygoid Muscle

A. 1) 상부 승모근 Upper Trapezius
   2) 견갑거근 Levator Scapular → 룰 아웃, 우측 회전 시 좌측에서 통증이나 저항이 있어야 한다.
   3) 후관절 Facet Joint → 스펄링 음성이라 룰 아웃
   4) 후두하근 Posterior Suboccipital Muscles → 경추 굴곡 시 운동 범위 정상이라 룰 아웃
   5) 내외익상근 Medial and Lateral Pterygoid Muscle → 턱관절과 연관 있어야 한다.

(2) 이학적 검사 & 진단
상부 승모근 Upper Trapezius

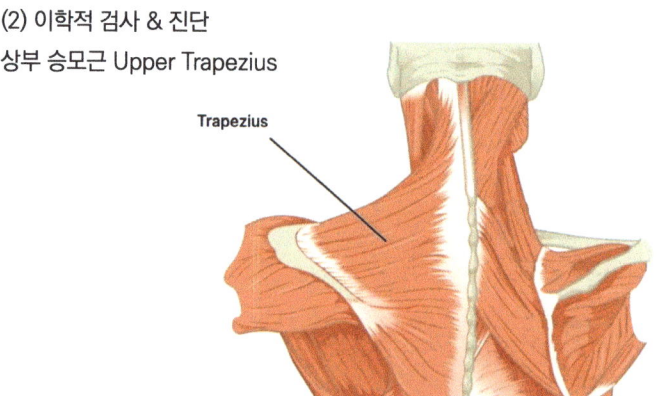

	승모근 Trapezius
기시	상항선의 내측 ⅓, Medial one-third of superior nuchal line, EOP, C7-T12 까지의 극돌기 spinous processes of vertebrae C7-T12, 항인대 nuchal ligament
종지	쇄골의 외측 ⅓, Lateral one-third of the clavicle, 견갑골의 견봉 acromion process and spine of scapula
기능	1. 상부 : 견갑골의 거상. 상방회전, 목을 같은 쪽으로 측굴 반대쪽으로 회전 → 마지막 동작에서 보조 작용 (만약 반대쪽 회전의 마지막에서 통증이 일어나면 승모근 상부 TP를 의심) 목의 안정화 2. 중부 : 견갑골의 후인. 팔의 굴곡·외전에서 최대 범위에서 보조, 견갑골 회전 보조 3. 하부 : 견갑골의 하강. 상방회전 → 팔의 외전 5-10도에서 제한함

이학적 검사 및 촉진 :

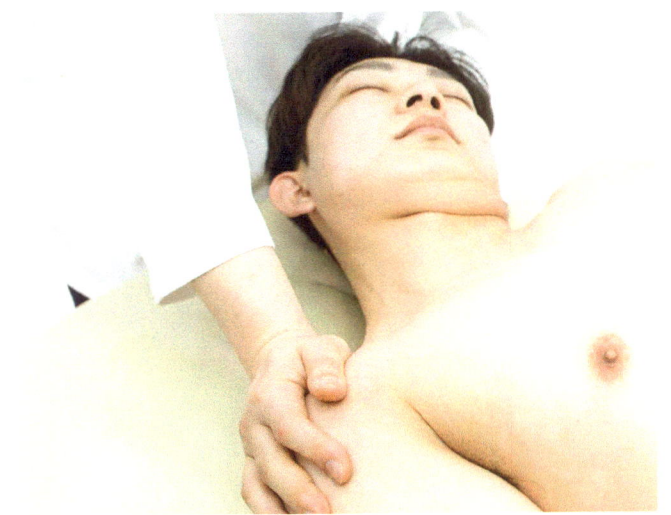

1) 한 손을 활용하여 환자의 한쪽 어깨를 잡아준 후, 다른 손으로 반대 측으로 신전시킨다. 양쪽을 모두 시행하여 상부 승모근 어느 쪽이 단축되었는지를 체크한다.

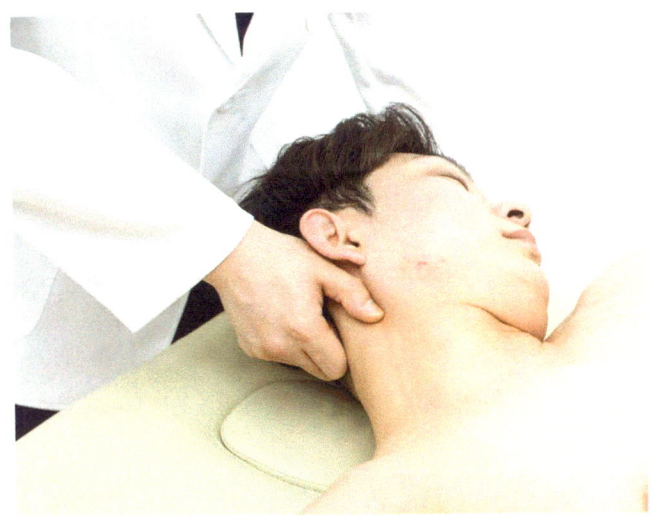

2) 근육을 핀치 그립으로 잡아서, 경결도와 압통점을 체크한다.

(3) 치료

• 상부승모근 TP와 경혈점

견정 肩井 GB21, 천종 天宗 SI11, 곡원 曲垣 SI13, 거골 巨骨 LI16, 궐음수 闕陰兪 BL14, 심수 心兪 BL15

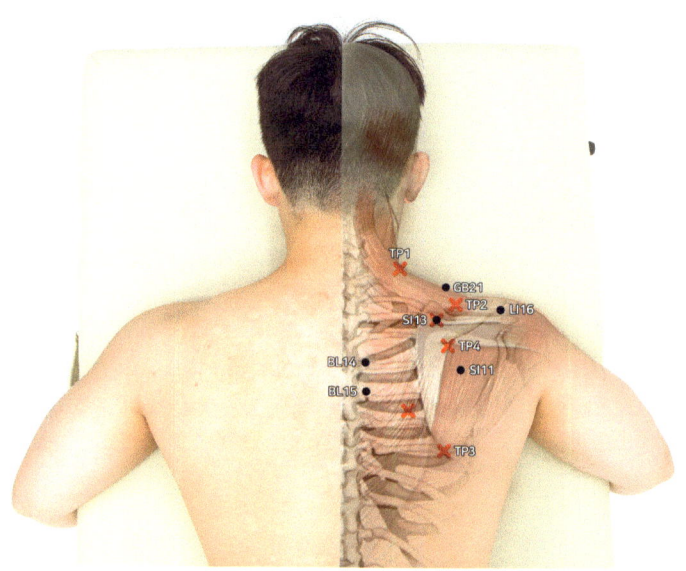

• 상부 승모근

　　: TP1은 앙와위로 앞에서 뒤쪽으로 취혈한다.

　　: TP2는 측와위로 뒤에서 앞쪽으로 투자한다.

• 중부 승모근

　　: 측와위로 환자의 환측 손을 허벅지 위나 무릎 사이에 두어 견갑골을 고정한 후 피부에 스치듯이 사자한다.

• 하부 승모근

　　: TP3 측와위로 팔을 전상방에 두거나 좌위로 환측 팔을 반대 어깨에 걸친 상태로 TP3을 취혈한다.

　　: 견갑골을 거상 외전한 상태로 TP4를 취혈한다.

• 상부 승모근 얼마나 깊이 찔러도 되는가?

i) 견정(肩井) GV21 : 견정혈의 경우 피부에 직자할 경우 폐를 찌를 수 있는 위치다. 환자의 체형과 폐의 해부학 위치가 다르므로, 직자를 하고 싶다면 피부만 뚫는 느낌으로 자입한다. 상사자로 폐를 최대한 피하는 방향으로 근육 TP만 자극하고 발침하는 단자침법도 추천된다. 특히 유침을 하는 경우, 환자의 체위 변화가 있으면 침이 다른 곳으로 이동할 수 있기에 위험 부위는 단자 발침도 추천한다.

ii) 적극적인 자극을 하고 싶다면, 보조수로 상부 승모근을 잡고, 뒤에서 앞으로 혹은 앞에서 뒤로 자침한다. 투자해도 무방하다.

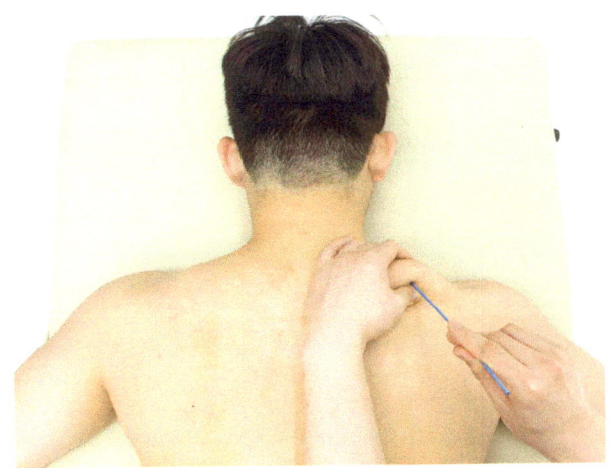

(보조수로 상부 승모근을 잡는다)

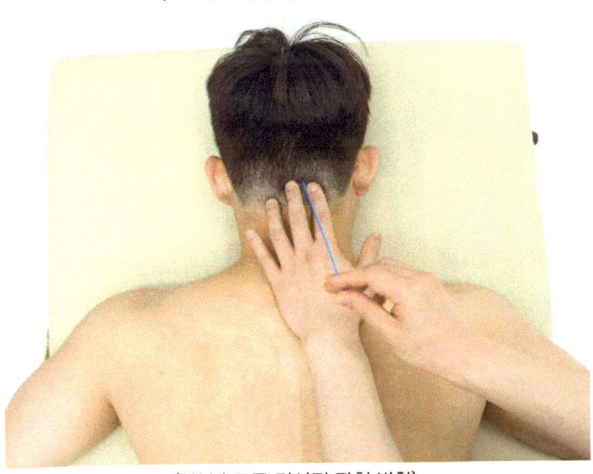

(상부승모근 기시점 자침 방향)

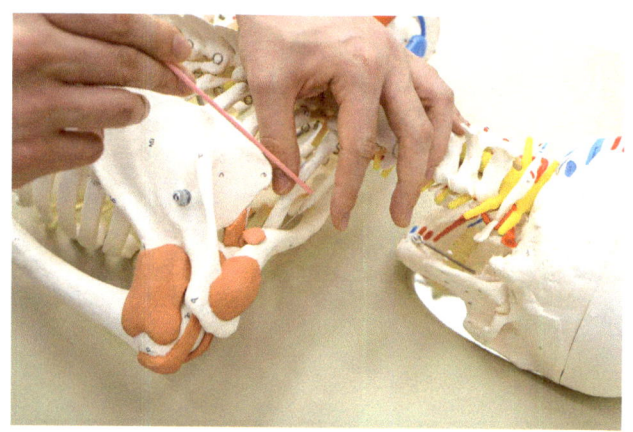

(보조수를 이용한 근복 자침 방향)

(4) 추가로 살펴 볼 근육
   i) 다열근 Multifidus
   ii) 후관절 Facet Joint

(5) 운동요법

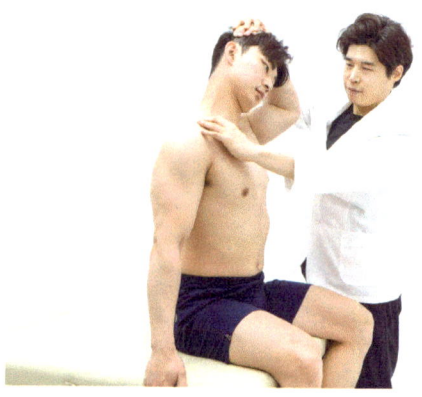

환자는 똑바로 앉아있는 자세에서 스트레칭 하고자 하는 승모근이 늘어나게 목을 반대 측으로 기울인다. 기울이는 쪽의 손으로 머리를 더 당겨주고 10초 유지한다. 사진처럼 머리를 당겨주면서, 반대 측 손으로 베드나 의자를 잡아 어깨를 내려주는 것도 좋다.

Take a look at this!

[6-3] CASE 3.

23세 여대생이 오른쪽 측두통을 주소로 내원하였다.

평소 이갈이가 심한 편이고, 차가운 음료를 마시면 이가 시리다. 2달 전 스토킹 성향의 남자친구와 헤어지고 나서 계속 괴롭힘을 당했고, 이로 인한 스트레스로 더 심해진 것 같다. 눈썹 부위와 관자놀이 통증이 심하고, 치열이 맞지 않아 치아 교정을 받으려고 계획 중인데 경제적인 부담 때문에 미루고 있다. 얼굴이 점점 비대칭으로 틀어지는 것 같아서 거울 볼 때마다 속상하다.

윗니와 앞니의 통증을 간헐적으로 호소한다. 개구 검사 시 입을 벌릴 때 하악이 지그재그로 움직이는 모습을 보인다. 입을 벌릴 때 마다 나는 소리가 거슬려서 점점 입을 크게 벌리지 않게 된다. 경추 굴신, 측굴, 회전 시 통증 없고, 스펄링 테스트 음성이다.

(1) Q. 어떤 근육을 가장 먼저 의심해야 할까?
    1) 후두하근 Posterior Suboccipital Muscles
    2) 승모근 Upper Trapezius
    3) 흉쇄유돌근 SCM
    4) 교근 Masseter Muscle
    5) 측두근 Temporal Muscle

A. 5) 측두근 Temporal Muscle
  1) 후두하근 Posterior Suboccipital Muscles → 경추 굴곡 시 통증 없으므로 룰 아웃
  2) 승모근 Upper Trapezius → 측굴 회전 시 통증 없으므로 룰 아웃
  3) 흉쇄유돌근 SCM → 경추신전 시 통증 없으므로 룰 아웃
  4) 교근 Masseter Muscle → 주로 어금니 통증 유발, 룰 아웃
  5) 측두근 Temporal Muscle : (정답)

(2) 이학적 검사 & 진단
측두근 Temporal Muscle

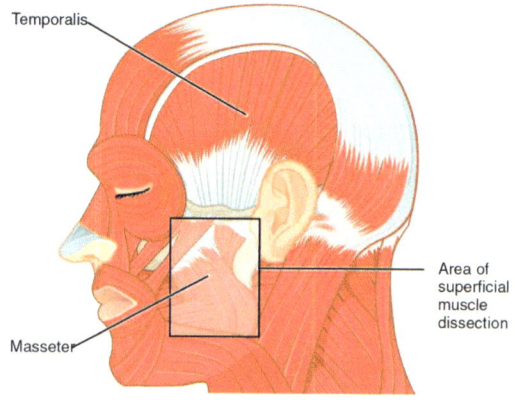

Chewing muscles (superficial)

		측두근 Temporal Muscle
기시		두정골 측두선 Temporal lines of the parietal bone, 측두와 temporal fossa, 측두근막과 접혈골의 측두면 temporal fascia and the superior temporal surface of the sphenoid bone
종지		하악골 구상돌기의 끝 Tip and medial surface of coronoid process of the mandible과 내측면, 후구치와 retromolar fossa
기능		• 턱관절의 상승과 후인 • 후부와 내측 섬유는 동측 움직임

이학적 검사 및 촉진 :
    1) 입을 열 때 지그재그로 움직인다.
    2) 치아를 꽉 무는 동작이 잘되지 않는다.
    3) 측두근 경결점에 압통이 존재한다.

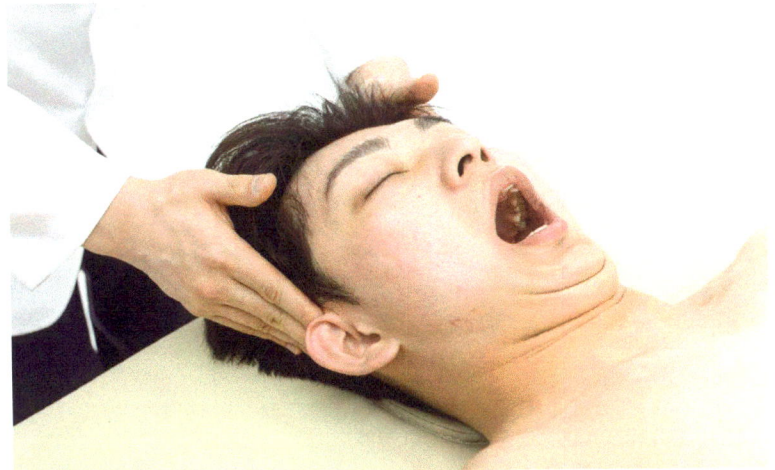

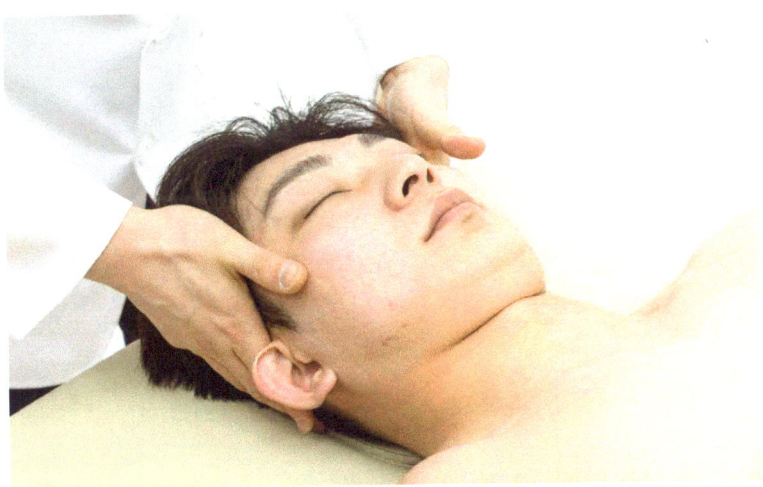

    4) 이 부위가 굳으면 입이 잘 벌려지지 않게 된다.

(3) 치료

• 측두근 TP와 경혈점

상관 上關 GB3, 곡빈 曲鬢 GB7, 각손 角孫 TE20, 화료 和髎 TE22

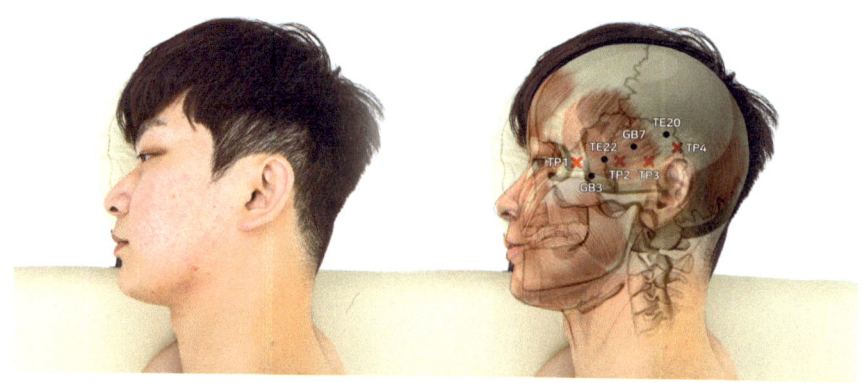

: TP1(전부)-위 앞니&눈썹 위·측두전부 통증
: TP2(중부)-위 중간니&측두 통증
: TP3(중부)-위 송곳니와 어금니&측두 통증
: TP4(후부)-측두후부 통증 (치아 방사통은 없음)

• 이를 악물 때 가장 경결이 심하고, 압통점이 발생하는 측두근의 경결 부위에 직자한다. 사자 혹은 횡자하여 자극해도 좋다.

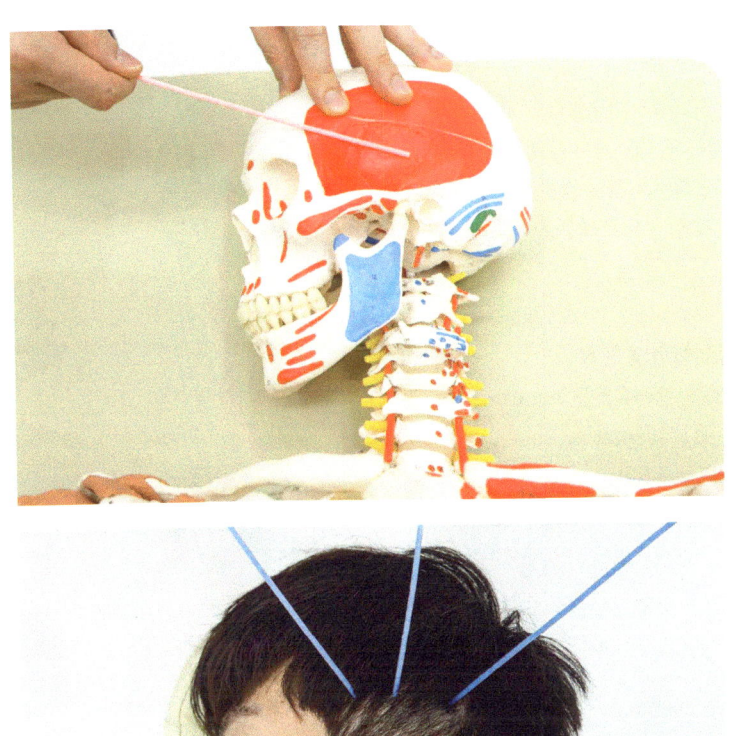

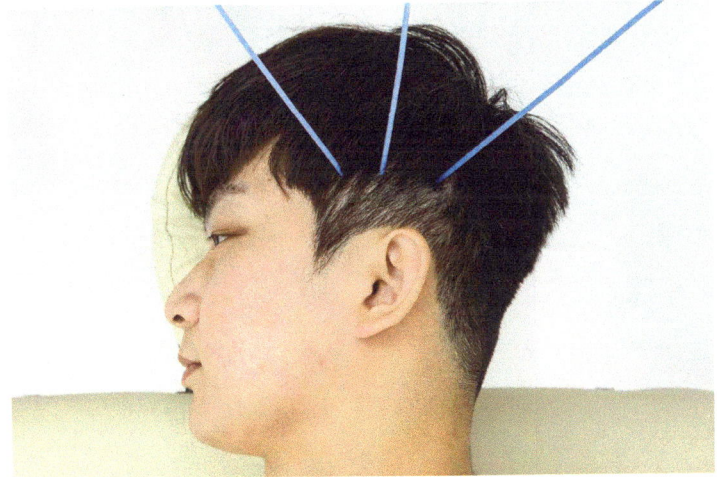

(직자, 사자, 횡자 모두 가능)

- 측두근이 심하게 경직되어 있는 경우, 측두동맥 혹은 정맥이 침에 찔려 약간의 출혈이 발생하기 쉽다. 앞서 설명한 것처럼 당황하지 않고, 동맥 뛰는 것을 체크하고 피해서 자침하도록 주의하며, 출혈이 생긴 경우는 충분한 시간 압박 지혈해 주고 환자를 안심시켜야 한다.

• 측두근, 얼마나 깊이 찔러도 되나?
  i) 피부에 직자할 경우 두개골의 측두부까지 본 터치를 해도 된다.
  ii) 횡자 혹은 사자할 경우 특별한 제한이 없다.
  iii) 직자 시 손으로 박동을 체크하고 피해서 들어간다.

(4) 추가로 살펴 볼 근육
  i) 승모근, 흉쇄유돌근 Trapezius & SCM
  ii) 교근) Masseter muscle
  iii) 견판상근 Splenius muscle
  iv) 두반극근 Semispinalis Capitis

(5) 운동요법

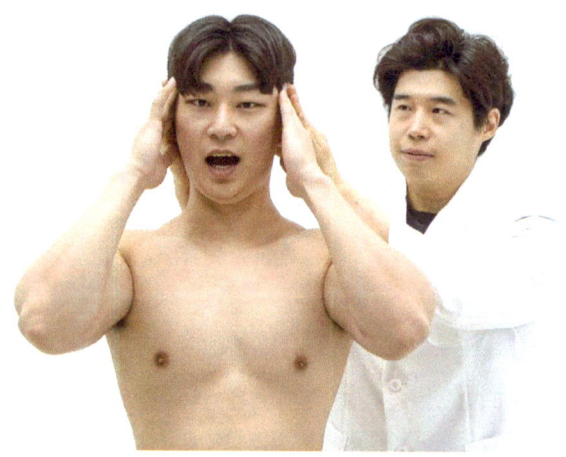

측두근 경결점을 손으로 잡은 후 개구 운동을 통해 측두근을 신장시켜 스트레칭한다.

[6-4] CASE 4.

62세 여성이 귀와 턱의 통증으로 내원했다.

침을 삼킬 때마다 불편하고 구토감이 있어서 내과에서 약을 처방받아서 2주간 복용했는데, 조금 나은 것 같다가 다시 그대로다.

종종 코가 막힌 느낌에 귀가 먹먹해서 이비인후과에 갔는데 단순한 염증으로 진단받았다. 소염진통제를 처방받았는데, 소화 장애가 생겨서 중단했다. 6일 전부터는 냄새도 잘 맡지 못하고, 음식 맛도 잘 느껴지지 않아 화가 난다. 평소 맛있는 음식을 하는 재미로 살았는데, 가족들이 내 음식을 더 이상 좋아하지 않는 것 같다. 너무 우울하고 툭하면 눈물이 난다. 특히 턱 주변이 자주 아프고, 턱이 가끔 잘 빠지는 경우도 있다. 경추 움직임에 따른 통증은 없다.

(1) Q. 어떤 근육을 가장 먼저 의심해야 할까?
  1) 내외익상근 Medial & Lateral Pterygoid
  2) 측두근 Temporal Muscle
  3) 교근 Masseter Muscle
  4) 견갑거근 Levator Scapula
  5) 승모근 Trapezius

A. 1) 내외익상근 Medial & Lateral Pterygoid
   i) 귀통증, 입 뒤쪽이 침 삼킬 때 불편하고, 구토, 귀 먹먹함(내익상근)
   ii) TMJ 턱 통증, 코 막힘, 턱이 잘 빠짐(외익상근)
  2) 측두근 Temporal Muscle → 편두통 없으니 룰 아웃
  3) 교근 Masseter Muscle → 어금니 통증 없으니 룰 아웃
  4) 견갑거근 Levator Scapula, 5) 승모근 Trapezius → 경추 움직임과 관련 없는 통증이니 룰 아웃

(2) 이학적 검사 & 진단
내&외익상근 Medial & Lateral Pterygoid

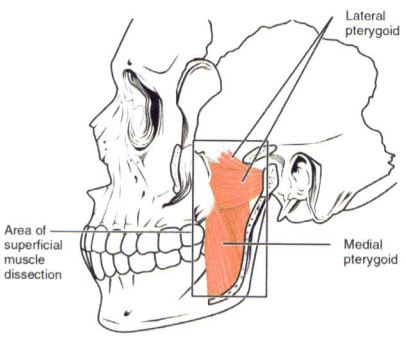

Chewing muscles (deep)

	외익상근 Lateral pterygoid
기시	상두 : 접형골의 측두하표면 Infratemporal surface of sphenoid bone 하두 : 외측익돌판 Lateral pterygoid plate
종지	상두 Superior head : 하악과두 전면 Anterior side of the mandibular condyle 하두 Inferior head : 익돌와 Pterygoid fovea
기능	• 하악골의 하강과 전인 Depression and protrusion of mandible • 측방이동 움직임 Side to side movement of mandible

	내익상근 Medial pterygoid
기시	심부 Deep head : 외측익돌판 내측면 Medial side of lateral pterygoid plate 천부 superficial head : 구개골의 추체돌기 Pyramidal process of palatine bone, 상악결절 maxillary tuberosity
종지	하악골 내측각 Medial angle of the mandible
기능	• 하악골의 상승 Elevation of mandible • 하악골의 닫힘 Jaw closure • 하악골의 측방이동 Side to side movement of mandible

이학적 검사 및 촉진 :

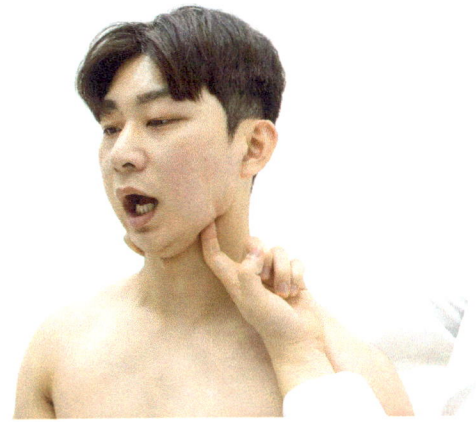

1) 미디얼 테리고이드를 촉진해 본다. 촉진 시 통증이 심하면 양성이다.
2) 레테럴 테리고이드를 촉진해 본다. 촉진 시 통증이 심하면 양성이다.
3) 개구시 지그재그이면 외익상근 양성이다.
4) 측두근도 함께 살펴봐 주어야 한다.

(3) 치료
• 외익상근 & 내익상근 TP 및 경혈점
하관 下關 ST7

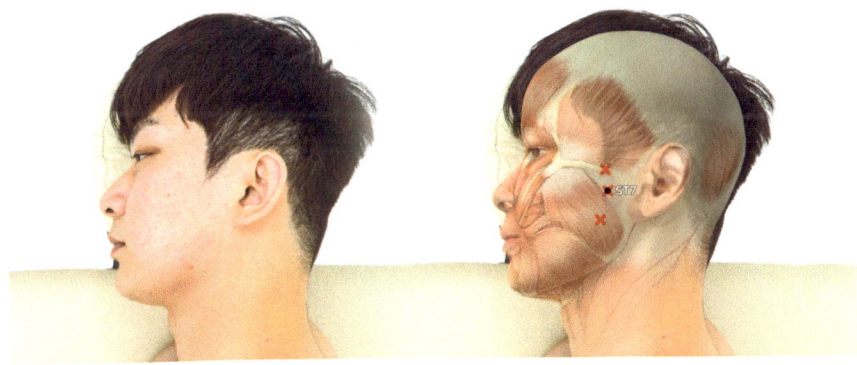

• 우리 인체의 관절 중에 가장 많이 쓰는 관절은 턱관절이다. 말할 때, 식사할 때, 물이나 음료를 마실 때, 심지어 침만 삼켜도 턱관절이 움직인다. 무언가에 집중하거나 긴장할 때 유독 턱을 꽉 무는 습관이 있는 분들이 많다. 이런 사람들은 밤에 잘 때 이를 가는 습관을 가진 경우도 많다. 좌우 턱관절의 불균형은 턱 주변 근육 통증뿐 아니라, 편두통, 안구 통증, 이명, 어지럼증, 소화장애 등을 유발할 수 있다. 턱관절 통증은 초기에 집중적인 치료가 필요하고, 이때 꼭 필요한 치료

부위가 외익상근, 내익상근이다. 이와 함께 미주신경이 지나가는 예풍 翳風 TE17(깊이 자침할 필요는 없음)을 치료하면 더 효과적이다.

• 내익상근
    i) 하악각 아래에서 ramud of mandible에 bone sliding 하면서 자입한다.

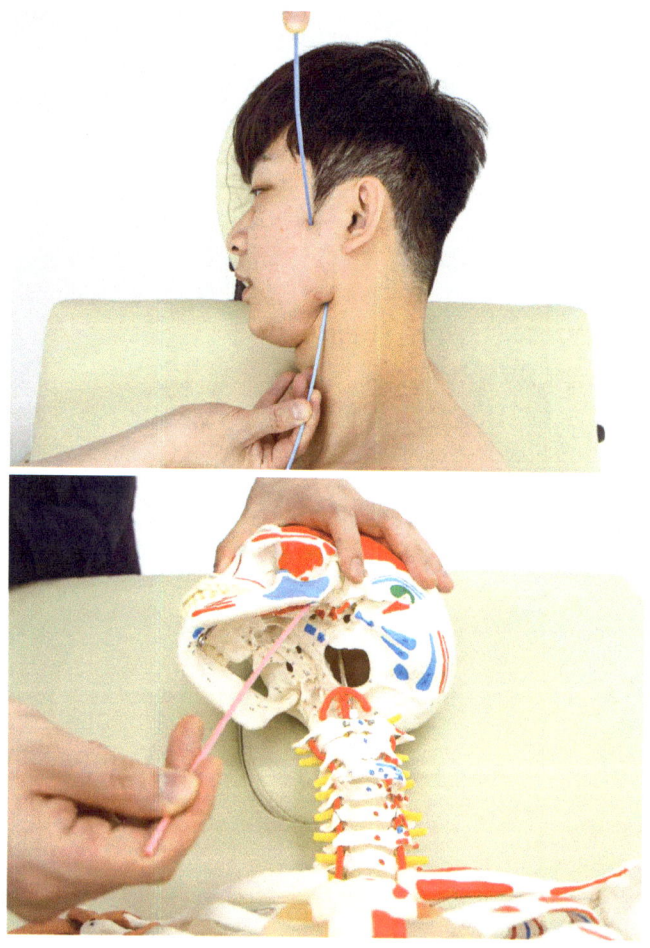

    ii) 개구시키고 Intra-oral, 대구치 뒤로 자입하기도 한다.

• 외익상근
    i) 하관혈에 5cm 정도 자입한다. 교근과 측두근을 관통하여 자입되며 안에서 뻐근하게 느껴져야 한다. 뼈에 맞아 진침이 어려울 시 발침한 후 다시 취혈한다.

* 주의 사항 : 외익상근 자침 시에 입을 살짝 벌려줘야 수월하게, 충분한 깊이까지 자침할 수 있다.

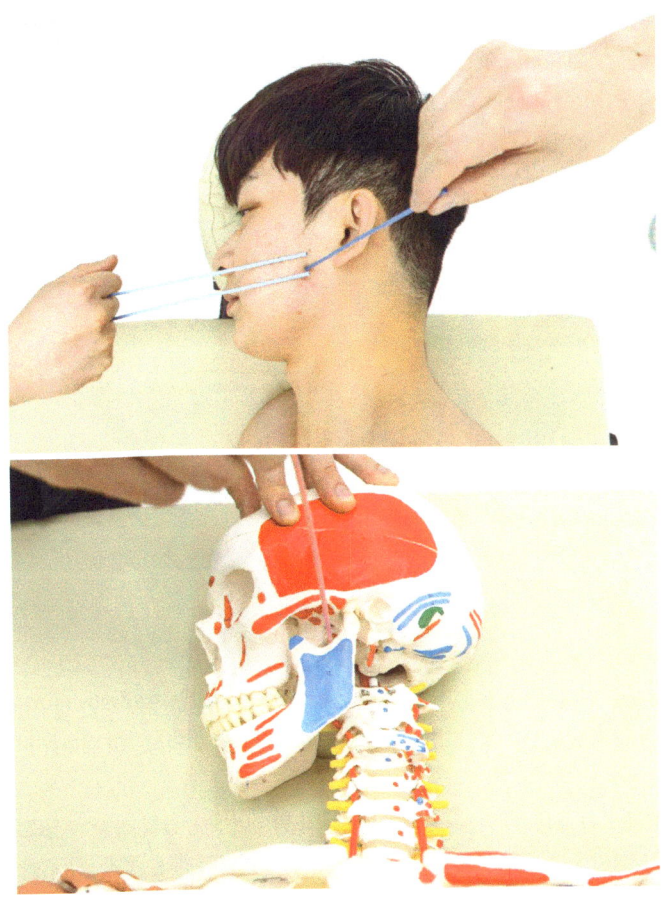

- **내외익상근, 얼마나 깊이 찔러도 되나?**

  i) 내익상근의 경우 하악각을 따라서 자입하다 보면, 특별히 걸리는 구조물이 없이 성인 기준 약 4cm 들어갈 수 있다. 환자는 뻐근한 느낌을, 시술자는 경직된 근육을 뚫는 느낌을 확인하게 된다.

  ii) 외익상근의 경우 제대로 취혈을 하지 못하면 0.5cm도 들어가지 않고 걸리게 된다. 정확한 자리를 찾고, 환자 입을 살짝 벌린 상태에서 진침하면, 접형골까지 성인 기준 약 5cm 전후로 본 터치할 수 있다.

(4) 추가로 살펴 볼 근육
   i) 승모근 & 흉쇄유돌근 Trapezius & SCM
   ii) 교근 Masseter muscle
   iii) 두판상근 Splenius muscle
   iv) 두반극근 Semispinalis Capitis

(5) 운동요법

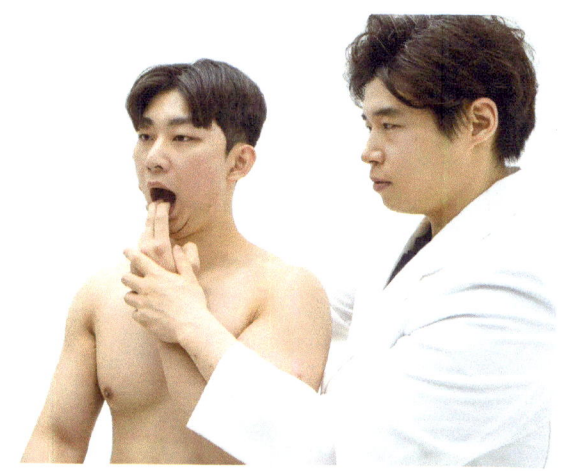

i) 외익상근 스트레칭 : 입을 살짝 벌린 상태에서 턱을 좌우로 밀어주면 덜 가는 방향이 있다. 그 반대편 외익상근의 긴장과 단축 때문이다. 단축된 외익상근이 최대한 신장되도록 한다.

ii) 내익상근 스트레칭: 내익상근은 근육 섬유의 방향이 턱관절의 상하 수직으로 위치한 근육으로, 턱관절 개구 시 충분히 늘어나야 개구가 일어난다. 턱을 최대한 하강하여 내익상근이 충분히 신장되도록 도와준다.

[6-5] CASE 5.

연구소에 다니고 있는 33세 여성이 턱 주변과 눈 앞쪽 통증으로 내원했다.

한 달 전부터 어금니 쪽이 아파서, 충치 때문인 줄 알고 치과에 갔다. 치과에서는 치아나 잇몸에는 아무 문제가 없다고 한다. 연구소에서 밤을 지새워 연구 관찰을 해야 하는 경우가 많은데, 이때 잠을 깨기 위해 껌을 자주 씹는다. 껌을 씹으면 긴장이 풀리고, 스트레스도 줄어드는 것 같다. 그래서 낮에도 자주 껌을 씹는다.

습관적으로 왼쪽으로만 씹어서 왼쪽 턱만 커지는 것 같아서 오른쪽으로도 씹고 있다. 껌 씹기와 통증이 연관이 있는지 궁금하다. 눈 앞쪽, 귀, 턱관절 통증이 돌아가면서 생긴다. 입이 잘 벌려지지 않아서 햄버거를 큰 한입으로 먹기가 힘들다. 스펄링 테스트 음성, 경추 굴신, 회전, 측굴시 통증을 느끼지 않는다.

(1) Q. 어떤 근육을 가장 먼저 의심해야 할까?

    1) 측두근 Temporal Muscle
    2) 교근 Masseter Muscle
    3) 내외익상근 Medial & Lateral Pterygoid
    4) 흉쇄유돌근 SCM
    5) 승모근 Trapezius

A. 2) 교근 Masseter Muscle → 어금니 통증이 특징적이다.
   1) 3) 4) 5) → 룰 아웃

(2) 이학적 검사 & 진단
교근 Masseter Muscle

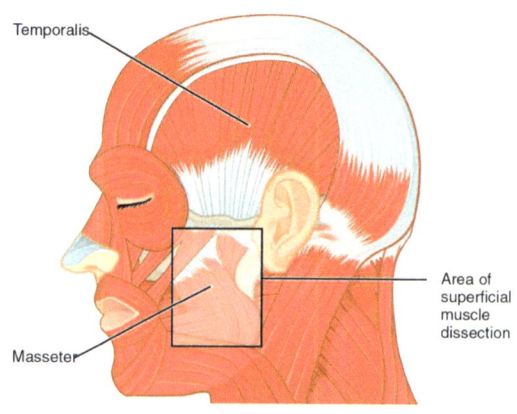

Chewing muscles (superficial)

	교근 Masseter Muscle
기시	천부섬유 Superficial fiber : 관골의 상악돌기 Maxillary process of zygomatic bone, 관골궁 전면 ⅔ anterior ⅔ of inferior border of zygomatic arch 천부섬유 : 관골궁의 후면 1/3 Posterior ⅓ of deep & inferior surface of zygomatic arch.
종지	하악각과 하악지의 외측면 Lateral surface of ramus and angle of mandible
기능	● 천부 : 하악골의 상승, 전인 ● 심부 : 하악골의 후인 ● 하악골과 동측 움직임 ● 측두근과 자주 협업하여 움직임 만듦

이학적 검사 및 촉진 :
  1) 천층 상부 – 윗니의 어금니 통증
     ● 심층 상부(하관 下關 ST7) – 난청 간혹 이명을 일으킨다. 윗니 속으로 아랫니가 밀려들어 감
  2) 천층 중부 – 아랫니의 어금니 통증
  3) 천층 하부(협거 頰車 ST6) – 껌 씹으면 아픈 장소, 눈썹 부위

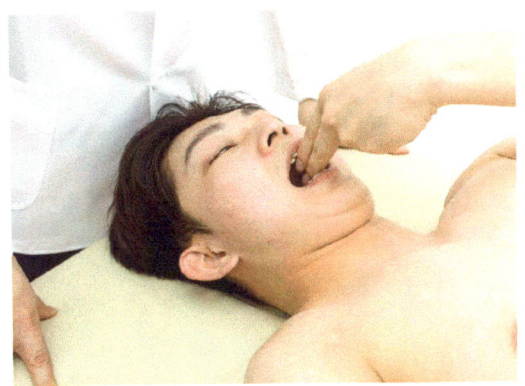

(교근에 문제가 있는 경우 손가락 3개를 입에 넣을 수 없다)

〈 Three Knuckle Test 〉
세 손가락이 수직으로 입 안에 들어갈 만큼 가동성이 확보되어야 한다.

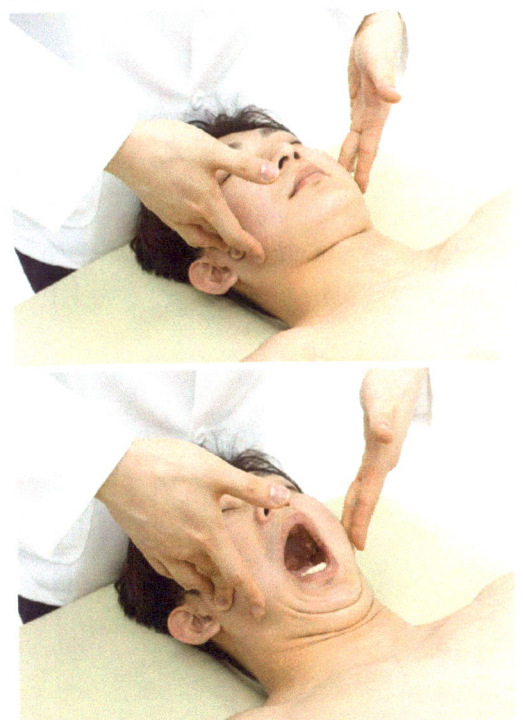

5) 교근의 섬유를 비벼보아서 양측의 사이즈와 두께를 비교한다. 이는 근섬유내 경결점과 압통점을 찾는 데도 도움이 된다. 교근 덩어리를 촉진 및 앞뒤로 문질러봐서 두께를 체크해 보면 한쪽이 크다.

(3) 치료
- 교근의 TP와 경혈점

협거 頰車 ST6, 하관 下關 ST7

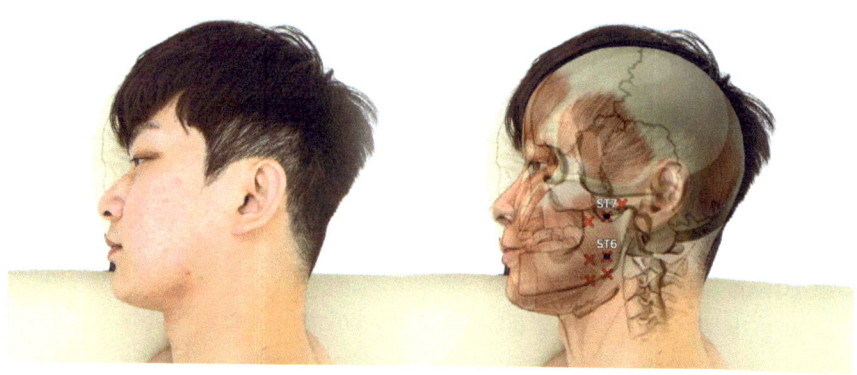

- 교근의 자입점은 입을 벌린 상태에서 찾고, 입을 벌린 상태에서 자침한다.

- 교근, 얼마나 깊이 찔러도 되나?
    i) 피부에 직자할 경우, 하악골을 본 터치하게 된다.
    ii) 협거 頰車 ST6 에서 지창 地倉 ST4 방향으로 횡자할 경우, 방해되는 구조물은 없다.
    iii) 출혈 발생시 충분히 압박 지혈한다.

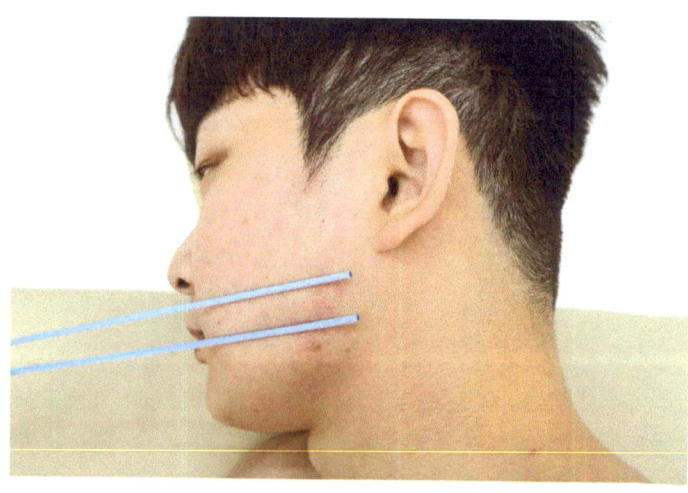

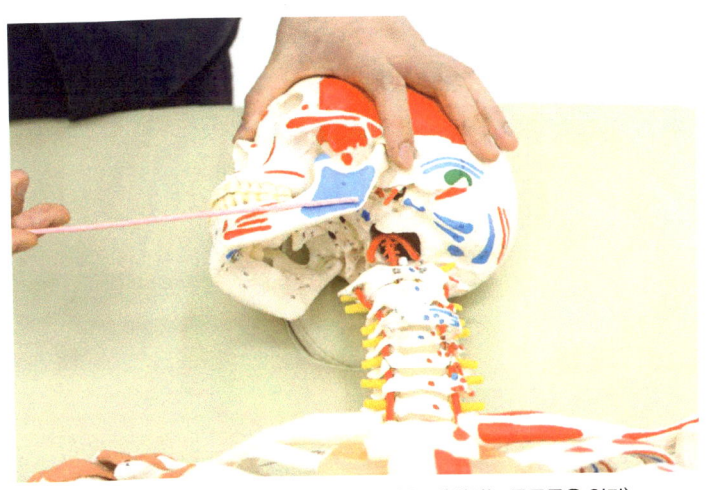

(협거혈에서 지창혈 방향으로 횡자할 경우, 방해되는 구조물은 없다)

(4) 추가로 살펴 볼 근육
   i) 승모근 Trapezius
   ii) 흉쇄유돌근 SCM
   iii) 측두근 Temporal Muscle

(5) 운동요법

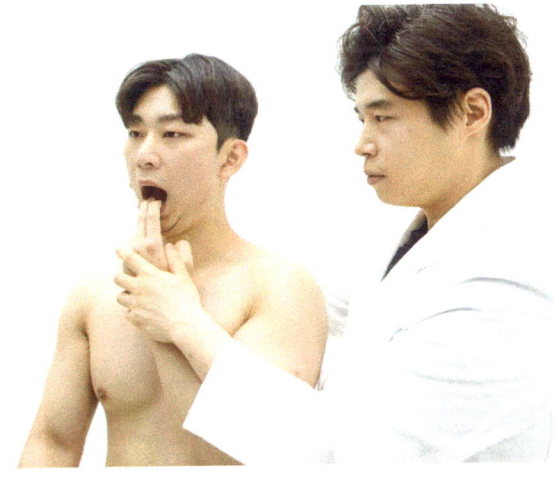

교근은 턱을 닫아주는 근육으로, 최대 신장 시 근육이 끝까지 늘어나게 된다. 양쪽 손을 주먹 쥐고 광대뼈 아래에 위치한 후 쭉 눌러준다. 천천히 입을 열면서 저작근을 강하게 눌러준다. 입을 벌리면서 압력을 주고 10초씩, 3회 반복한다.

[7] 척추부 다빈도 경혈

* **요통 – 간단한 임상 팁!**
 i) 굴곡 시 통증 증가: 허리 근육 + 둔근 치료
 ii) 신전 시 통증 증가, 앉았다가 일어날 때 허리 통증 : 장요근 or 후관절 증후군
 iii) 회전 측굴 시 통증 증가: 요방형근
 iv) 측부(담경) 하지 방사통: 고관절 주변 근육(중둔근, 소둔근) + IT밴드
 v) 방광경 하지 방사통: 쾌수혈 (경외기혈) – Sciatic n. 자극
위의 내용은 근육이 통증의 원인일 때만 해당한다. 환자의 소화 기능, 대소변 문제, 생리통, 신음허, 신양허 등 다양한 원인으로 허리 통증이 유발될 수 있다.

[7-1] CASE 1.

55세 작은 카페를 운영하는 남성이 다리의 통증, 무딘 감각과 허리 통증으로 내원했다.

그전부터도 허리는 자주 아팠지만, 시간이 지나면 괜찮았다. 1년에 한두 번씩은 꼭 아팠는데, 최근에는 더 잦아지고 오래간다. 아르바이트를 하는 학생이 갑자기 일을 그만두는 바람에 일이 많아졌는데 그것 때문에 허리가 더 아파진 것 같다. 허리는 특히 아침에 일어났을 때 뻣뻣한 듯한 느낌과 통증이 가장 심하고, 낮에는 통증이 줄어들지만, 종종 다리 뒷면으로 허벅지와 종아리까지 당기는 느낌이 있다.

종종 무릎 위쪽 근육이 떨리는 듯한 감각이 느껴지고, 둔한 느낌도 있다. 몸을 뒤로 젖힐 때 더 아프다. 일하는 내내 서 있는데, 점심시간에 식사하고 앉아서 잠깐 졸았다가 일어나려고 하면 그 때가 제일 아프다. 차라리 허리 숙일 때는 좀 나아진다. 그래서 점점 구부정해지는 것 같다. 몸을 옆으로 돌릴 때도 괜찮다. 켐프 테스트 양성이다.

(1) Q. 어떤 근육을 제일 먼저 의심해야 할까?
   1) 요방형근 Quadratus Lumborum
   2) 요추 후관절 Facet Joints of Lumbar
   3) 중둔근 Gluteus Medius
   4) 다열근 Multifidus
   5) 대둔근 Gluteus Maximus

A. 2) 요추 후관절 Facet Joints of Lumbar
아침에 일어나서 뻣뻣해지는 경향의 통증과 하지로 내려가는 뚜렷한 방사통은 후관절의 특징적인 통증 양상이다.

(2) 이학적 검사 & 진단
요추 후관절 Facet Joints of Lumbar

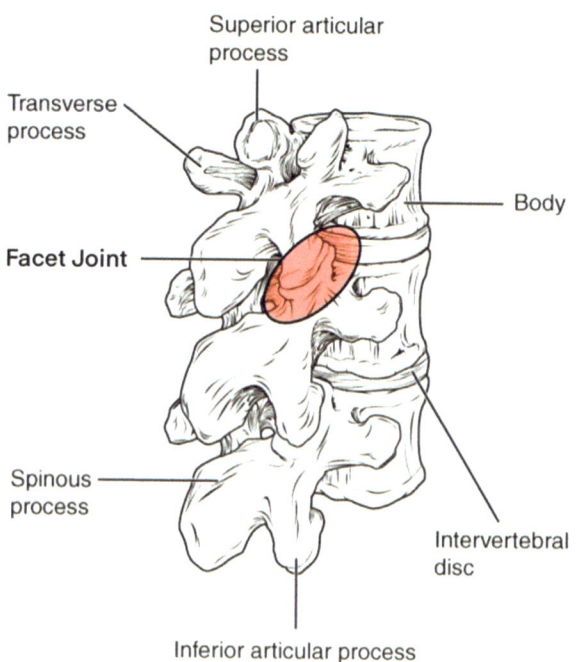

- 후관절 facet joint은 추체들을 연결하는 관절이다. 신경근은 척수에서 팔, 다리 그리고 몸의 다른 부분들로 가기 위해 후관절들을 통과한다. 후관절은 또한 척추가 구부러지고 뒤틀릴 수 있도록 가동성을 만들어주며, 척추가 제한 없이 앞으로 너무 많이 미끄러지거나 뒤틀리는 것을 막아주기도 한다.

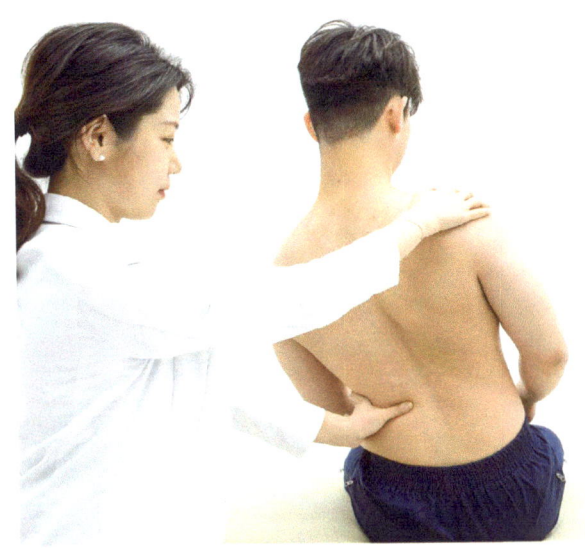

⟨ Kemp Test ⟩

i) 방법 : 한 손으로는 환자의 어깨를 잡고, 나머지 반대쪽 골반에 손을 대는 것이 좋다. 어깨를 잡은 손으로는 상체를 컨트롤하여 신전 회전시킨다. 골반을 잡은 손 반대 측으로 상체를 회전시킨 후 신전시키면 통증이 발생하는 경우가 많다. 검사 자세에서 수직 압력을 가해도 좋다.

ii) 의미 : 켐프 검사는 사분면 검사라고도 하며, 신전회전 검사라고도 한다. 주로 후관절의 병변 및 골관절염을 확인하는데 사용한다. 환자가 통증, 저림, 신경통이 있다면 시행하여 척추의 병변을 체크한다. 국소부의 통증은 후관절의 손상, 하지 방사통은 신경근의 손상을 의미한다. 특히 통증이 무릎 아래에 있다면, 환자 몸을 컨트롤하기 쉽게 하기 위해 앉아서 검사하는 것이 좋다.

- 후관절은 여러 신경이 지나가는 길에 존재하여 신경통의 원인이 되는 경우가 많다. 후관절은 퇴행성 변화가 일어나기 쉽다는 것을 꼭 기억하자!

(3) 치료
- 요추 후관절의 TP와 경혈점

삼초수 三焦兪 BL22, 신수 腎兪 BL23, 기해수 氣海兪 BL24, 대장수 大腸兪 BL25, 관원수 關元兪 BL26

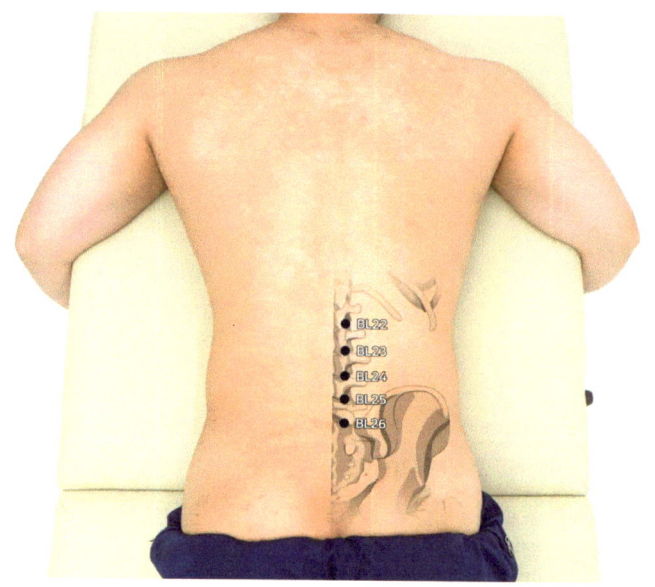

- 요추 후관절, 얼마나 깊이 찔러도 되나?

　　요추 facet joint는 극돌기의 동일 선상 약 1.5~2cm 외측에 존재한다. (횡돌기는 극돌기와 극돌기 사이 간격인 약 4~5cm 사이에 위치한다) 극돌기의 가장 튀어나온 부위를 확인하고 외측으로 1.5~2cm 가량 측면에서 자침하여 후관절을 찾아 자입한다. facet joint 부위에서 거의 수직으로 자입하며, 4~6cm 길이의 침을 주로 사용한다. 주로 제 4,5 요추간, 요추5번-제1천추간 facet joint 가 목표가 되는 경우가 많다. facet joint는 그 안쪽으로 들어가 관절강 안쪽을 터치하지 않아도 원하는 효과를 일반적으로 얻을 수 있다.

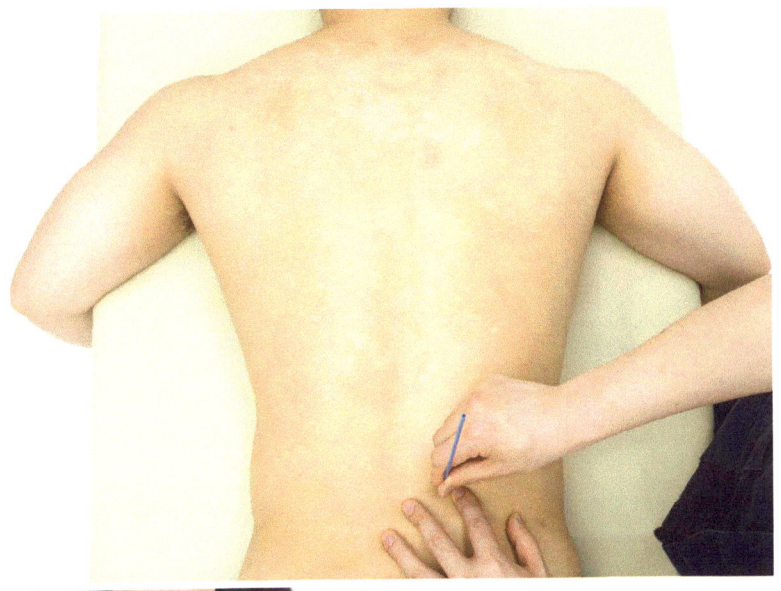

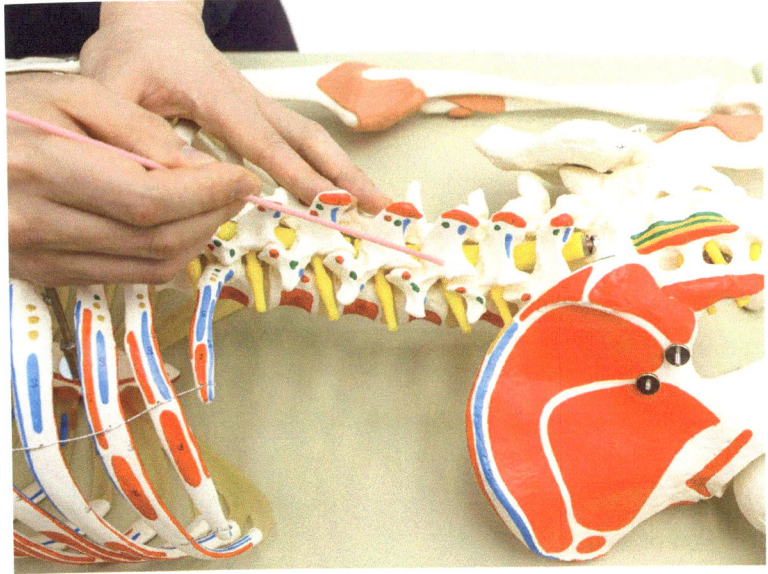

(4) 추가로 살펴 볼 근육
  i) 장요근 Iliopsoas Muscle
  ii) 다열근 Multifidus
  iii) 천장관절 SI Joint

(5) 운동요법

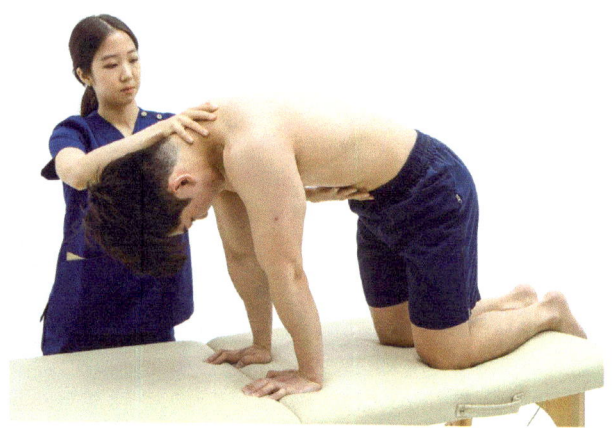

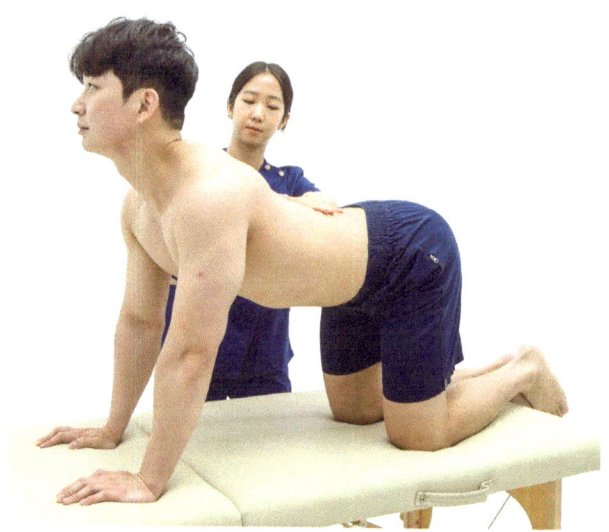

〈Cat and Cow Stretch〉
    양 무릎과 양손으로 엎드린다. 양손은 어깨 위치, 그리고 양 무릎은 고관절 위치와 수직에 있어야 한다. 머리를 떨어뜨리고 복부를 집어넣고 등과 허리를 동그랗게 말아서 10초간 버틴다. 반대로 머리를 위로 젖히고, 등과 허리의 커브를 만들고, 배를 바닥으로 떨어뜨린다고 생각하고 10초를 버틴다.
- 전신 척추의 가동성을 재생하는 동작이다.

[7-2] CASE 2.

19세 여성, 심한 허리통증으로 내원했다.

대학교 시험 준비로 오래 앉아 공부하고있다. 얼마 전부터 대퇴 앞쪽이 쓰리고, 아프면서 허리를 펴기가 불편하고 허리 통증이 심하다. 잠을 잘 때 똑바로 누우면 불편해서 옆으로 누워서 허리를 구부려야 잠을 자게 된다. 평소에도 허리를 뒤로 젖히면 통증이 심해서 앞으로 웅크려 걷게 된다.

식사를 많이 하면 자꾸 졸리고, 공부에 방해가 되어서 식사량을 줄였는데 이 때문인지 변비와 방광염에 걸려서 고생이다. 생리통도 예전보다 심해져서 진통제 복용 횟수와 양이 늘었다. 생리 시에 덩어리도 많아지고 주기도 들쑥날쑥이라 스트레스다. 시험이 얼마 남지 않았는데 여러 가지 증상으로 컨디션이 악화되니 짜증이 자주 난다.

(1) Q. 어떤 근육을 제일 먼저 의심해야 할까?
    1) 다열근 Multifidus
    2) 최장근 Longissimus
    3) 요장늑근 Iliocostalis Lumborum Muscle
    4) 요방형근 Quadratus Lumborum
    5) 장요근 Iliopsoas Muscle

A. 5) 장요근 Iliopsoas Muscle → 허리 신전 시 요통 유발이 핵심
1)~4) 근육은 척추 뒤쪽에 위치하는 근육. 굴곡, 회전 시 통증 유발

(2) 이학적 검사 & 진단
장요근 Iliopsoas Muscle

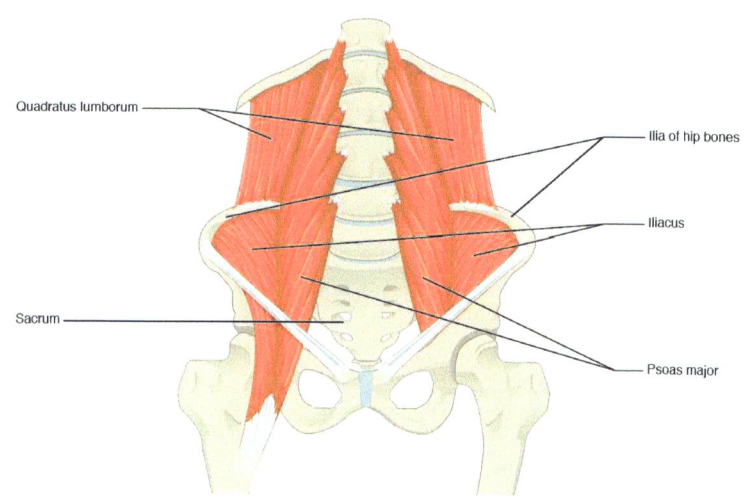

	장요근 Iliopsoas Muscle
기시	T12-L4의 횡돌기 Transverse processes of T12-L4, 디스크의 외측면 lateral sides of the discs
종지	대퇴소전자 Lesser trochanter of the femur
기능	• 장요근은 가장 강한 고관절 굴곡근, 외전과 외회전을 보조 • 직립 자세 유지 역할 • 요근의 수축은 추간판에 가해지는 부하 증가 : 요추 디스크 탈출증에 장요근 치료 필요 • 요근은 정상 요추 전만인 상태로 서 있을 때, 요추의 신전 보조 (요추 전만하고 서 있을 때는 요추를 신전, 앞으로 굽힐 때는 요추의 굴곡을 보조) : 척추전만증에 장요근 치료 필요

이학적 검사 및 촉진 :

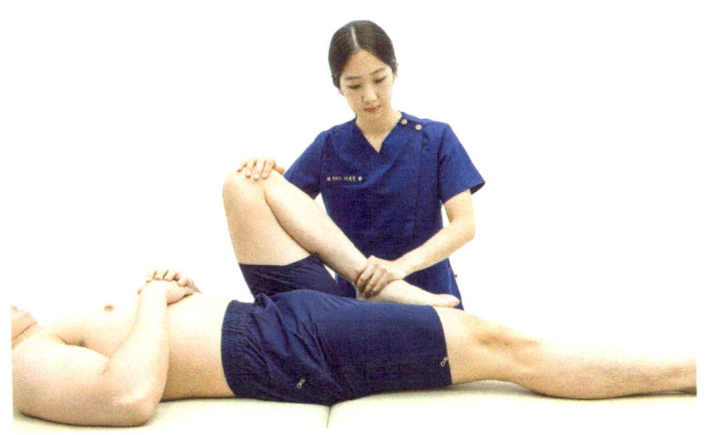

〈 Thomas test 〉
환자 앙와위에서, 시술자는 환자 한쪽 다리의 고관절과 슬관절을 굴곡하여 무릎을 가슴까지 밀어본다. 검사 시행 시 반대쪽 다리가 뜬다면 그쪽 다리의 장요근이 단축된 것으로 본다. 이상의 검사를 양쪽 다리에 시행한다.

검사자가 한 손으로는 환자의 굴곡된 무릎을 환자 가슴 쪽으로 더 밀고, 동시에 다른 손으로 반대쪽 다리를 바닥에 누르는 방향으로 펴주면 더 효율적으로 검사할 수 있다.

* **장요근의 중요성!**

하반신 치료에 가장 중요한 근육을 하나만 선택하라고 한다면, 장요근을 꼽을 수 있다. 오래 앉았다가 일어나거나, 똑바로 선 자세에서 허리를 뒤로 젖힐 때 요통은 장요근을 먼저 치료해야 한다. 허벅지, 무릎, 정강이 앞쪽 불편감과 통증 치료의 시작도 장요근이 될 수 있다.

그뿐만 아니라, 만성 변비 설사 등의 배변 문제와 생리불순(부정 출혈, 무월경, 생리전증후군, 생리통 등)의 경우도 장요근의 경직을 풀어주면 직간접적으로 호전에 도움이 된다.

게다가, 뇌장축 이론- gut-brain axis (GBA)-에 따라 장요근을 치료함으로써 소장, 대장의 운동기능을 활성화하면, 뇌를 자극하여 불안, 우울, 불면증 등의 호전에도 도움이 된다. 특히, 허리가 점점 굽어지면서 만성변비를 동반하는 파킨슨증에 장요근 치료는 필수적이다.

대요근은 요추 추체간 관절, 요천추 관절, 천장 관절, 고관절을 지나며 소요근은 고관절을 제외한 다른 모든 관절을 지난다. 장골근은 오직 고관절만을 지난다.

(3) 치료
- 장요근의 TP와 경혈점

대장수 大腸兪 BL25

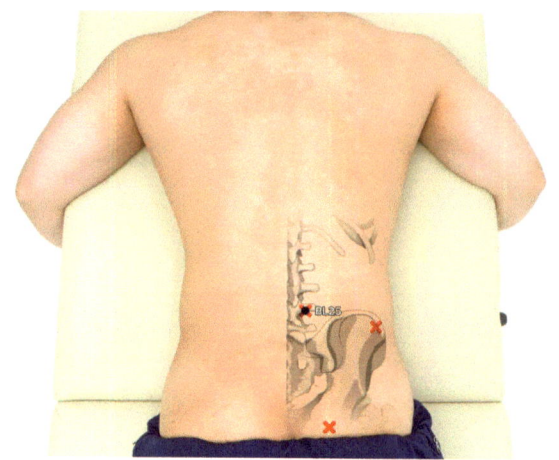

(BL25 가 아닌 TP는 앞에서 자입한다)

- 장요근, 얼마나 깊이 찔러도 되나?

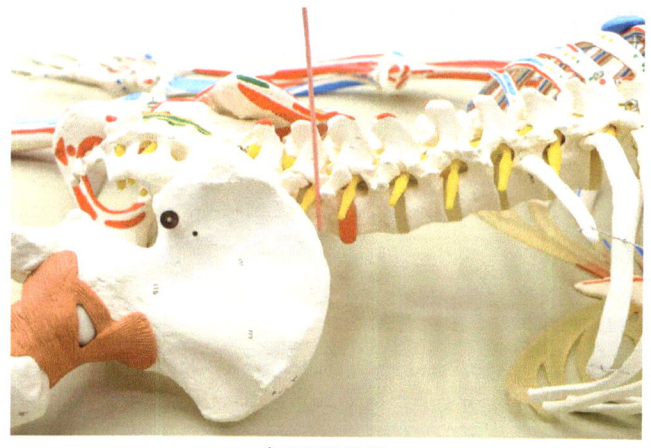

(등쪽에서 자침)

i) 장요근 취혈 뒤쪽 : 후면부에서 Jacoby's line에서 L4를 찾고 PSIS선에서 그은 수직선이 만나는 점이 장요근 진입점이다. 천천히 자입하여 횡돌기를 맞추고 0.5cm 정도만 더 진입한다 (장점 - 허리 뒤쪽의 근육과 앞쪽 근육 동시에 자극 가능/ 단점 - 상당히 깊이 들어가야 장요근을 터치할 수 있다) 극소수의 경우 신장이 다른 사람보다 더 아래쪽에 위치하는 경우도 있기 때문에 L4 라인 아래로만 자입한다.

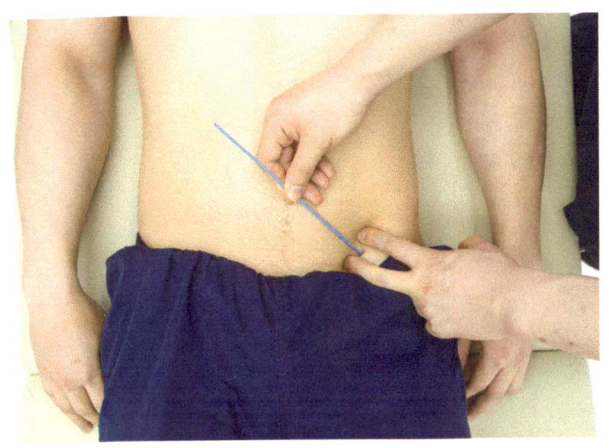

(앞쪽에서 자침)

ii) 장요근 취혈 앞쪽 : ASIS 안쪽 뼈에 연해서 들어간다. 환자 측와위 또는 앙와위 상태에서, 시술자는 장골능선 아래 장요근에 접근한다. 보조수로 장골능선을 감싸고 뼈에 '걸어' 놓는다. 골반뼈에서 약 5mm 떨어진 곳에 침을 외복사근으로 삽입한다. 침을 장골 쪽으로 향하게 하고, 장골의 안쪽 표면에 가깝게 유지하여 복부 장기를 찌르지 않도록 한다. 이 접근법은 비만 환자에게는 어려울 수 있다.

* 주의 사항 : 복막 침투를 방지하려면, 장골 내부 표면을 향해 자침해야 한다.

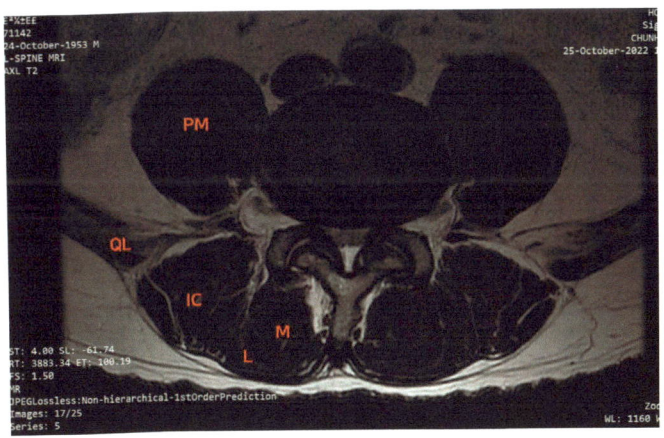

(MRI of Iliopsoas muscle)
PM: Psoas Major
M: Multifidus
L: Longissimus Thoracis,
IC: Iliocostalis Lumborum,
QL: Quadratus Lumborum

(4) 추가로 살펴 볼 근육
   i) 대둔근 Gluteus Maximus
   ii) 중둔근 Gluteus Medius
   iii) 복직근 Rectus Abdominis

(5) 운동요법

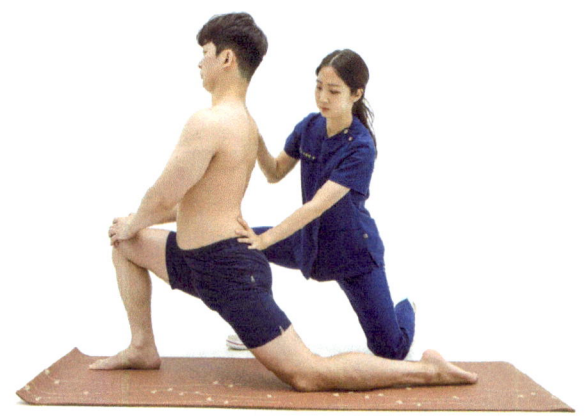

스트레칭 할 장요근 쪽의 다리의 고관절과 무릎을 굴곡시킨 후, 발등은 신전시켜 바닥에 위치시킨다. 굴곡한 무릎 위에 손을 대고 몸을 앞으로 기울여 10초간 멈춘다. 이후 다시 돌아온 후 반복한다.

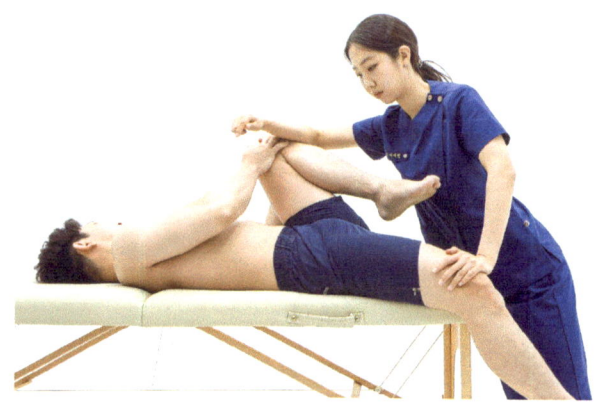

도와줄 사람이 있다면 다음 동작도 좋다. 얼굴을 천장으로 한 상태로 눕는다. 한쪽 무릎은 굴곡시켜서 가슴 쪽으로 갖다 두고, 도와주는 사람은 양쪽 무릎이 서로 멀어지게, 굴곡한 무릎은 가슴 쪽으로, 신전한 무릎은 바닥 쪽으로 밀어 장요근 스트레칭을 도와준다.

[7-3] CASE 3.

41세 남성이 한쪽으로 쏠린 몸으로 내원했다.
지난주 연휴 동안 3일 연속으로 테니스를 치고 나서 오른쪽 허리통증이 발생했다. 한쪽으로 몸이 쏠리는 듯하면서 전체적인 통증이 심했는데, 이젠 가만히 있어도 깊숙한 곳에서 쑤시는 듯한 통증이 느껴진다.
허리 주변으로 불안정한 느낌이 든다. 어제 평소 먹지 않던 매운 음식을 먹다 재채기를 크게 했고 뒤이어 증상이 확 심해졌다. 특히 허리를 회전할 때 통증이 심해 자다가 돌아누우면 아파서 잠이 깬다. 우측 엉덩이도 아프다. 똑바로 선 자세에서 측굴 테스트상 왼쪽으로 꺾을 때 운동범위에 제한이 있고, 통증 역시 심해지며, 오른쪽으로 꺾을 때는 상대적으로 통증이 적다.

(1) Q. 어떤 근육을 제일 먼저 의심해야 할까?
   1) 다열근 Multifidus
   2) 최장근 Longissimus
   3) 요장늑근 Iliocostalis Lumborum Muscle
   4) 요방형근 Quadratus Lumborum
   5) 장요근 Iliopsoas Muscle

A. 4) 요방형근 Quadratus Lumborum → 측굴, 회전 시 통증 증가, 재채기에서 악화

(2) 이학적 검사 & 진단
요방형근 Quadratus Lumborum

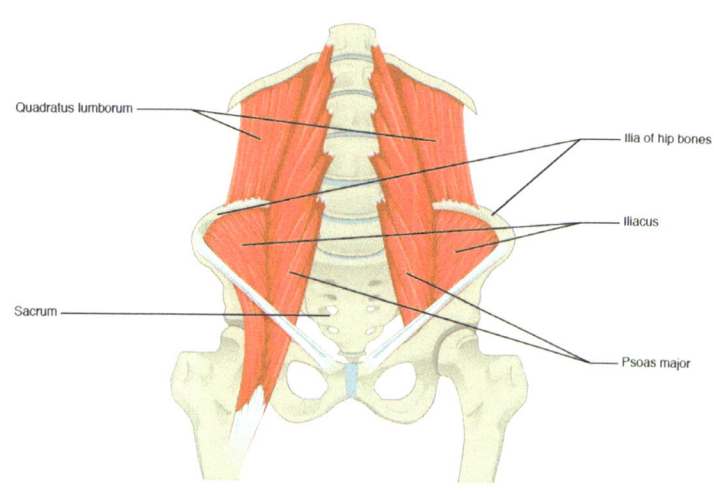

	요방형근 Quadratus lumborum
기시	장골능의 후면 Posterior border of iliac crest
종지	12th 늑골의 하면과 L1-L5 횡돌기 Inferior border of 12th rib and transverse processes of L1-L5
기능	• 척추의 측굴 Lateral flexion of vertebral column • 요추 안정화 Stabilizes the lumbar • 사선 섬유는 측굴과 분절 협응을 도움 • 요늑섬유는 요추의 정렬을 도움 • 걷고 서 있는데 가장 많이 쓰이는 근육으로, 엎드려 기어다닐 때는 사용하지 않음 • 재채기나 훌쩍거릴 때, 공기가 잘 들어오도록 도움

이학적 검사 & 촉진 :

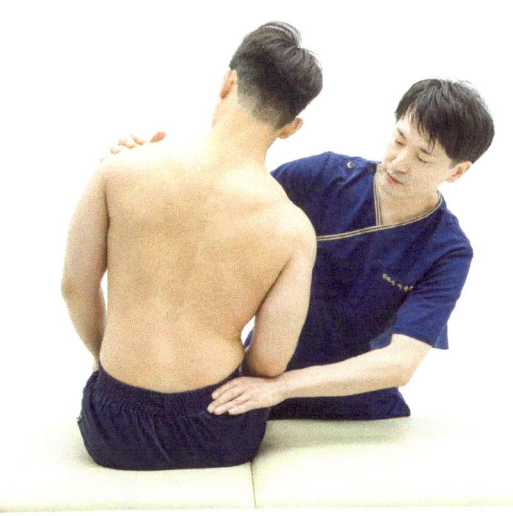

1) 한쪽 어깨를 내리며 몸통을 측굴시켜 반대 쪽 요방형근을 검사한다. 양쪽을 시행하여 측굴이 덜 되는 쪽의 대측 요방형근 단축을 의심할 수 있다.

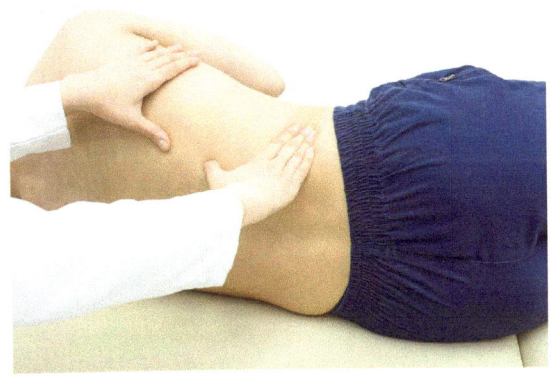

2) 옆으로 누운 환자의 요방형근 부위의 압통점을 체크한다.
3) 환자가 다리를 들어올리기 힘든 쪽의 요방형근 혹은 장요근의 치료가 필요할 수 있다.

(3) 치료

• 요방형근의 TP와 경혈점

위수 胃兪 BL21, 삼초수 三焦兪 BL22, 신수 腎兪 BL23, 기해수 氣海兪 BL24, 지실 志室 BL52

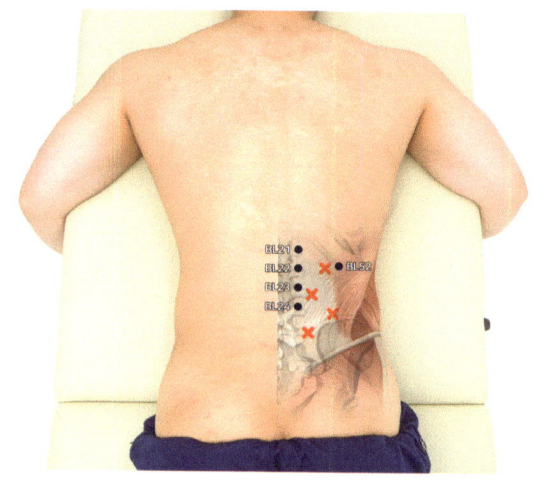

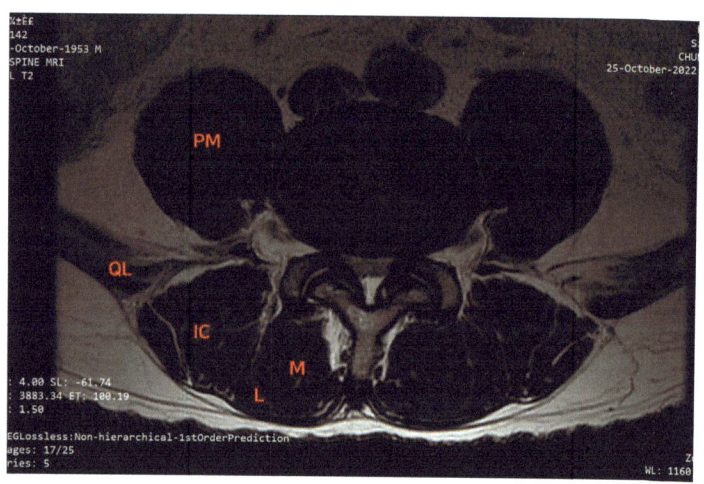

(요방형근 MRI)

PM: Psoas Major

M: Multifidus

L: Longissimus Thoracis,

IC: Iliocostalis Lumborum,

QL: Quadratus Lumborum

- 바깥쪽에서부터 척추방향으로, 장침을 사용하면 QL, IC, QL, PM 을 모두 자극 할 수 있다.

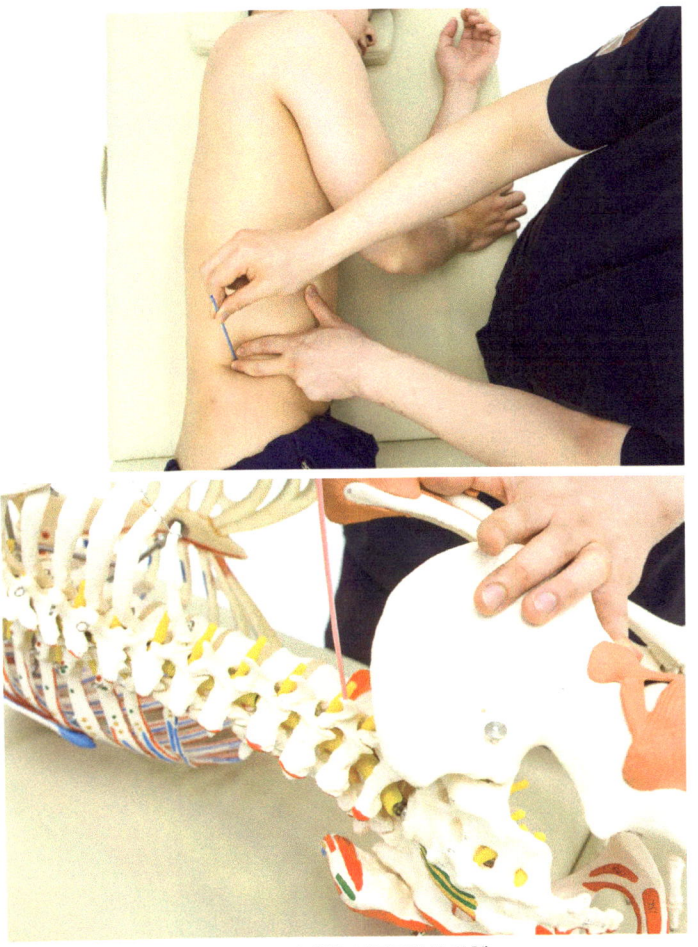

(환자 측와위, 척추 바깥쪽에서 자침)

- 척추에 가까운 근육일수록 굴곡과 신전의 운동을 담당하고, 바깥쪽에 위치한 근육일수록 회전과 측굴의 운동을 맡는다.

- **요방형근, 얼마나 깊이 찔러도 되나?**
    i) L3까지는 신장이 있으므로 측와위로 자침한다. 바깥쪽에서 척추 방향 자침 시 척추까지 본 터치해도 무방하다.
    ii) L4부터는 엎드린 자세로 깊이 자침해도 무방하다. 허리 뒤쪽에서 직자 시 성인 기준 4cm까지는 안전하다.

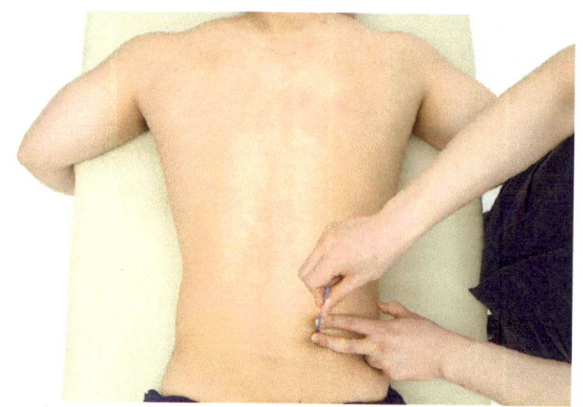

(환자 복와위, 뒤쪽에서 자침)

(4) 추가로 살펴 볼 근육
  i) 중둔근 Gluteus Medius
  ii) 소둔근 Gluteus Minimus
  iii) 외복사근 External Oblique Muscle
  iv) 광배근 Latissimus Dorsi Muscle

(5) 운동요법

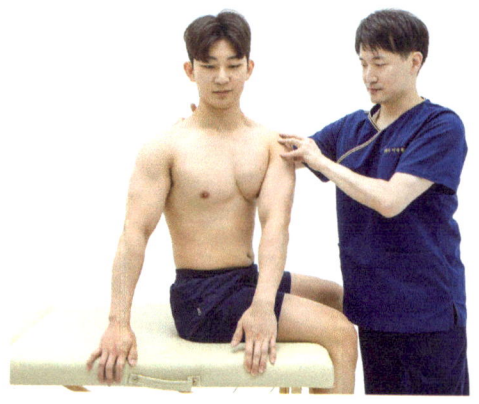

똑바로 앉은 자세에서 몸통을 회전시킨다. 회전시키면서 반대쪽 요방형근이 늘어나는 것이 느껴지면, 10초간 자세를 유지한다. 동작 중에 반동을 주지 않도록 주의한다.

Take a look at this!

[8] 상지부 다빈도 경혈

[8-1] CASE 1.

45세 가정 주부가 왼쪽 목이 경직되어 내원했다.

왼손잡이라서 평소 왼쪽을 더 많이 사용하고 불편한데, 이번에는 증상이 조금 다르다고 한다. 왼쪽 목, 어깨 경계선에서부터 시작해서 등 부위까지 내려가는 통증을 호소한다. 어깨를 계속 긴장하며 들고 있고, 심한 라운드 숄더 양상을 보인다. 이사를 하면서 집 안 대청소를 하고 나서 심해진 것 같다. 평소 결벽증이 있어서 더러운 것을 잘 못 본다. 7개월 된 둘째 아이를 왼쪽으로만 안아주다 보니 더 힘들다. 오른쪽으로 안아보려고 하는데 아이가 자꾸 보채서 어쩔 수 없다. 특히 오른쪽으로 목을 회전할 때, 왼쪽 어깨에 통증이 심하게 느껴진다. 아래팔이나, 손가락까지 내려가는 통증이나 불편감은 아직 없다.

(1) Q. 어떤 근육을 제일 먼저 의심해야 할까?
   1) 수지신근 Flexors of the Forearm
   2) 수지굴근 Extensors of the Forearm
   3) 견갑거근 Levator Scapulae
   4) 승모근 Trapezius
   5) 견갑하근 Subscapularis

A. 3) 견갑거근 Levator Scapulae → 회전 시 반대쪽 어깨 통증이 특징적
   1) 수지신근 Flexors of the Forearm, 2) 수지굴근 Extensors of the Forearm → 아래팔, 손가락의 불편감 없으니 룰 아웃
   4) 승모근 Trapezius → 회전 제한은 동일하나, 뻐근한 느낌, 견갑거근은 통증이 심함
   5) 견갑하근 Subscapularis → 통증 부위가 다름

(2) 이학적 검사 & 진단
견갑거근 Levator Scapulae

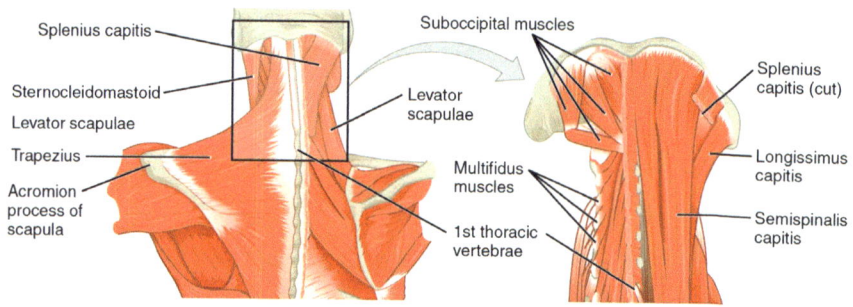

	견갑거근 Levator Scapulae
기시	C1-C4의 횡돌기 후결절 Posterior tubercles of transverse processes of C1-C4 vertebrae
종지	견갑골의 내측연 상부 Superior part of medial border of scapula
기능	• 견갑골상승 : 어깨 움츠리기, 어깨에 짐 싣기, 물건을 쥐고 들 때 사용 • 동측 회전과 경추 신전 시 사용

이학적 검사 및 촉진:

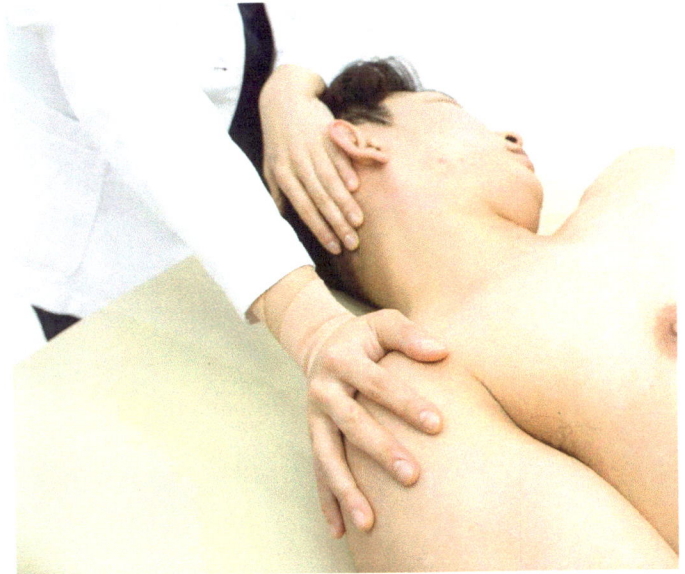

1) 환자 앙와위에서, 경추 좌회전. 검사자는 환자 두부를 촉진 이후 우측 어깨를 고정하고 천천히 좌측굴. 양쪽 시행하여 저항 심한 쪽의 견갑거근 단축을 의심할 수 있다.

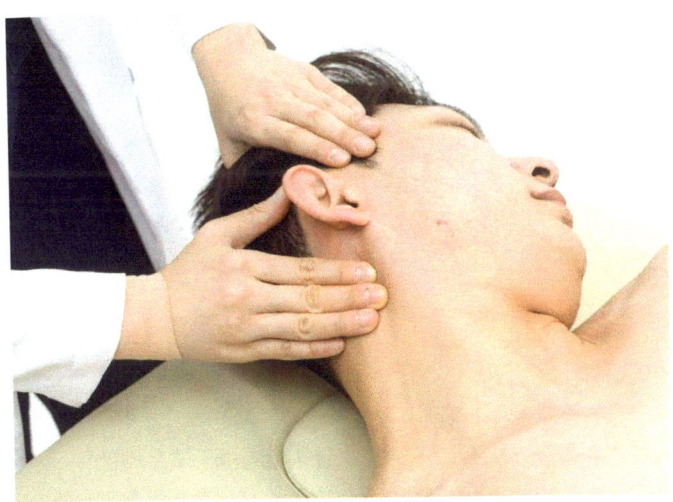

2) 견갑거근 기시부를 만져보고 압통이 있는지 확인한다.

(3) 치료
- 견갑거근의 TP 및 경혈점

부분 附分 BL41, 견외수 肩外兪 SI14, 견중수 肩中兪 SI15

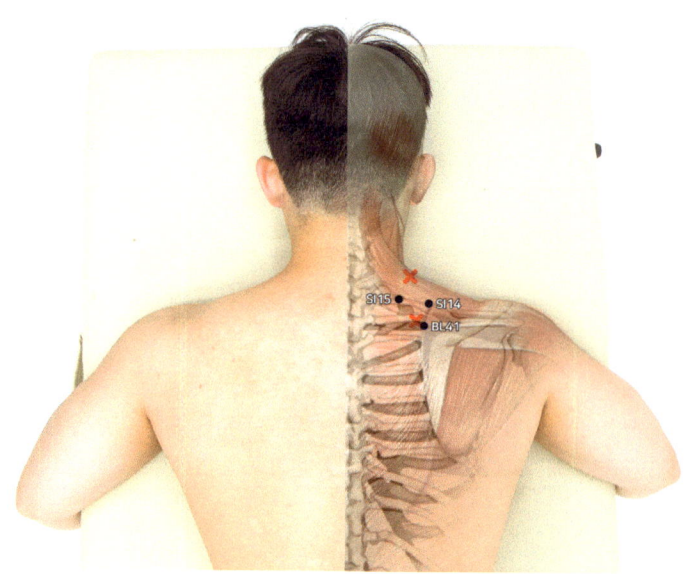

- 견갑거근, 얼마나 깊이 찔러도 되나?

1) 환자를 복와위에서 머리쪽 견갑골의 superior angle을 촉지한다. 두 손가락으로 견갑상각을 강하게 압박하여 침을 자입하는데 이 부위의 뼈는 매우 얇고, 폐를 찌를 위험이 있으니 반드시 주의해야 한다. 욕심내지 말자!

〈 근길이 검사법 〉
사각근 : 경추 중립 위에서 측굴 시 대측 통증 혹은 제한
SCM : 경추 측굴 방향으로 회전 이후 측굴 시 대측 통증 혹은 제한
견갑거근 : 측굴 방향 반대로 경추 회전 이후 측굴 시 대측 통증 혹은 제한
상부승모근 : 굴곡 상태에서 측굴 시 대측 통증 혹은 제한

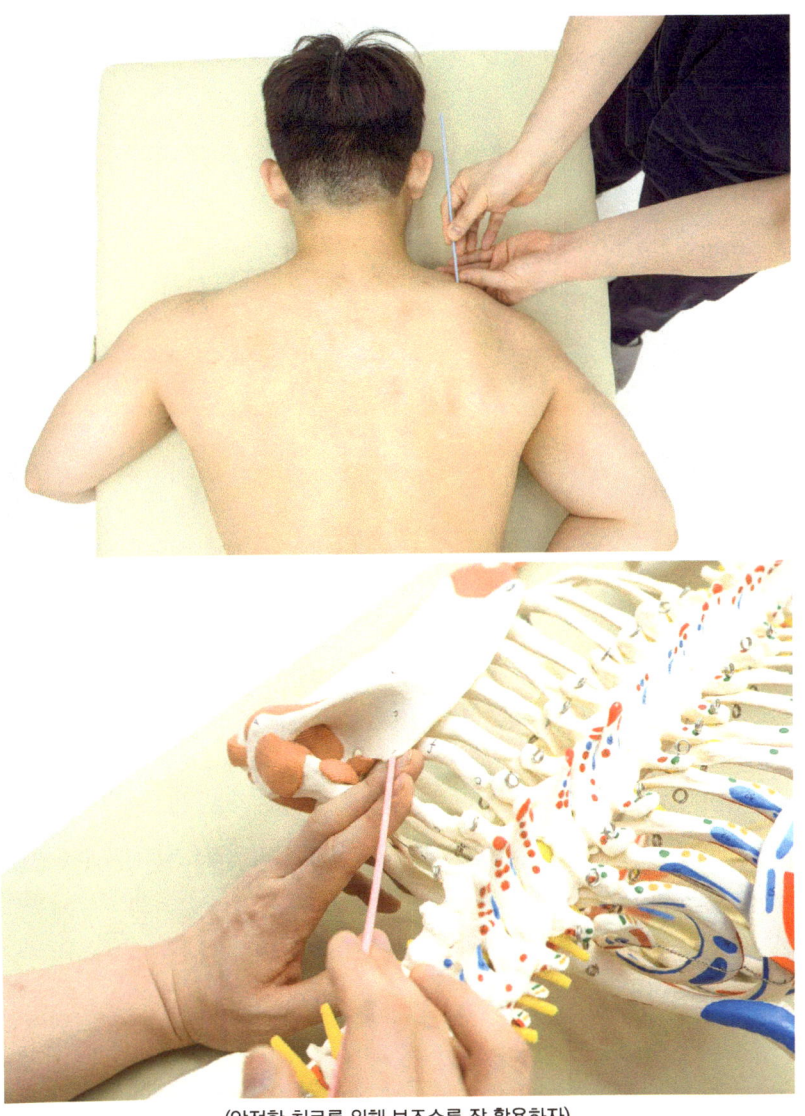

(안전한 치료를 위해 보조수를 잘 활용하자)

2) 환자 측와위 경추 횡돌기 촉진 이후 횡돌기 본 터치. 욕심내지 말자!

(4) 추가로 살펴 볼 근육
  i) 판상근 Splenius
  ii) 사각근 Scalene Muscle
  iii) 다열근 Multifidus

(5) 운동요법

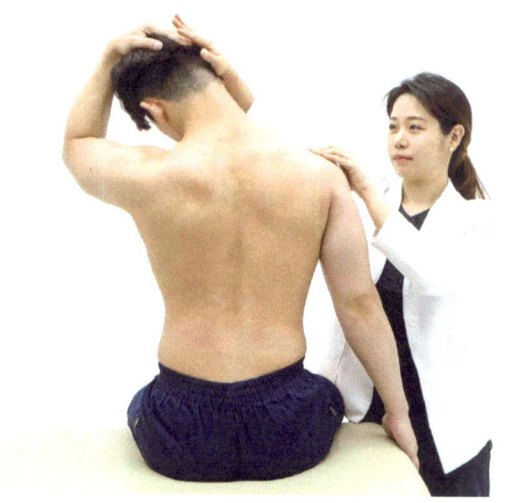

우측 견갑거근을 스트레칭하기 위해 경추를 굴곡, 좌측굴 그리고 좌회전하면서 우측 견갑골을 고정시키고, 10초 유지한다.

Take a look at this!

[8-2] CASE 2.

인테리어 공사하는 남성이 오른쪽 삼각근과 팔꿈치 외측의 통증으로 내원했다.

우측 팔을 위로 올릴 때 통증이 심하다. 머리를 감거나, 헤어드라이어를 사용해서 젖은 머리를 말릴 때 심한 통증이 느껴져서 제대로 할 수가 없다. 점점 거의 모든 동작에서 통증을 느끼는데, 심지어 빗자루질, 양치할 때도 아프다.

어깨를 외전할 때 딸각거리는 소리가 날 때도 있다. 어깨 통증이 점점 심해져서 통증 때문에 잠을 푹 자기 어렵다. 이제는 아무 움직임 없이 가만히 있어도 아프다. 팔꿈치 통증도 심해서 일하기 힘들어서 1주일 전 진통 주사를 맞았는데, 3일 정도 괜찮다가 다시 심해졌다.

(1) Q. 어떤 근육을 제일 먼저 의심해야 할까?

  1) 수지신근 Flexors of the Forearm
  2) 수지굴근 Extensors of the Forearm
  3) 승모근 Trapezius
  4) 극상근 Supraspinatus
  5) 극하근 Infraspinatus

A. 4) 극상근 Supraspinatus → 외전시 통증, 딸각거림은 극상근에게 주되게 나타난다. 다른 보기는 특징과 거리가 멀다.

(2) 이학적 검사 & 진단
극상근 Supraspinatus

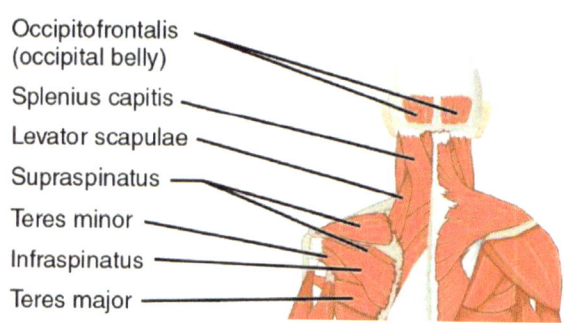

		극상근 Supraspinatus
	기시	견갑골의 극상와 Supraspinous fossa of scapula
	종지	상완골대결절 상부와 Greater tubercle of humerus superior facet
	기능	• 상완의 외전: 상완골두를 잡아당겨 외전의 처음에 작용 (처음 90도까지는 올리는 데 관여하지만, 그 다음에는 내려가지 않도록 잡아주는 역할) • 상완골두를 어깨관절와로 향하여 안으로 잡아당기는데, 이것은 상완의 하방전위를 방지함 → 마비, 중풍 환자의 상완골두의 하방전위는 극상근의 이상 • rotator cuff (회전근개의 하나로 상완골두를 안정화시킴)

이학적 검사 및 촉진 :

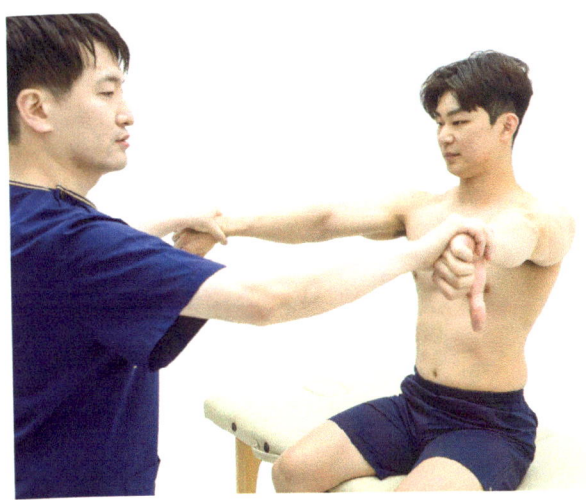

〈 Empty can test 〉

환자가 팔을 90도 들어올리고, 견갑골의 방향에 맞춰 30도 가량 외전 시킨 상태에서 상완을 최대한 내회전 시킨다. 엄지가 바닥을 향한 상태로 만들어준다. 이 때, 음료를 바닥에 버리는 모양이라서 엠티캔 검사라 한다. 검사자는 환자의 팔을 바닥으로 내리고 환자는 이에 저항한다. 통증이 발생하거나 저항을 잘 하지 못하면 극상근의 이상으로 판단한다.

(3) 치료
- 극상근의 TP와 경혈점

병풍 秉風 SI12, 곡원 曲垣 SI13, 견우 肩髃 LI15

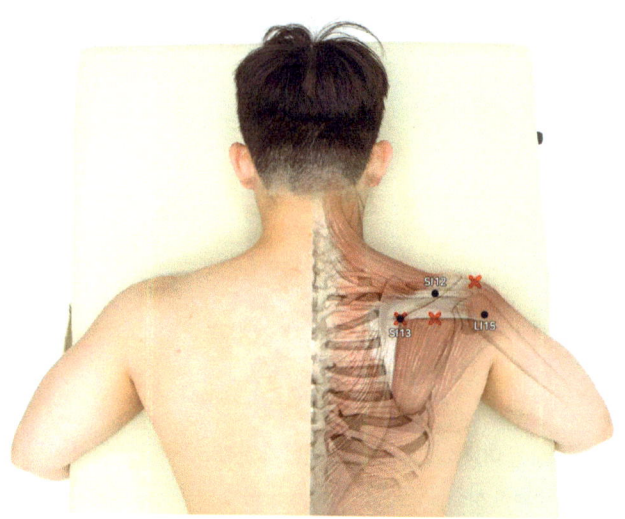

환자는 엎드리거나, 팔을 몸에 가까이 대고 편안하게(베개를 받쳐 옆으로 누운 자세로) 건측으로 눕는다. 극상근은 상부 승모근을 통해서만 접근할 수 있으며, 충분한 압력으로 촉진하여 확인한다. TP의 위치를 파악한 후 관상면(frontal plane) 또는 supraspinous fossa의 바닥면을 향해, 약간 뒤쪽으로 향하게 자침한다.

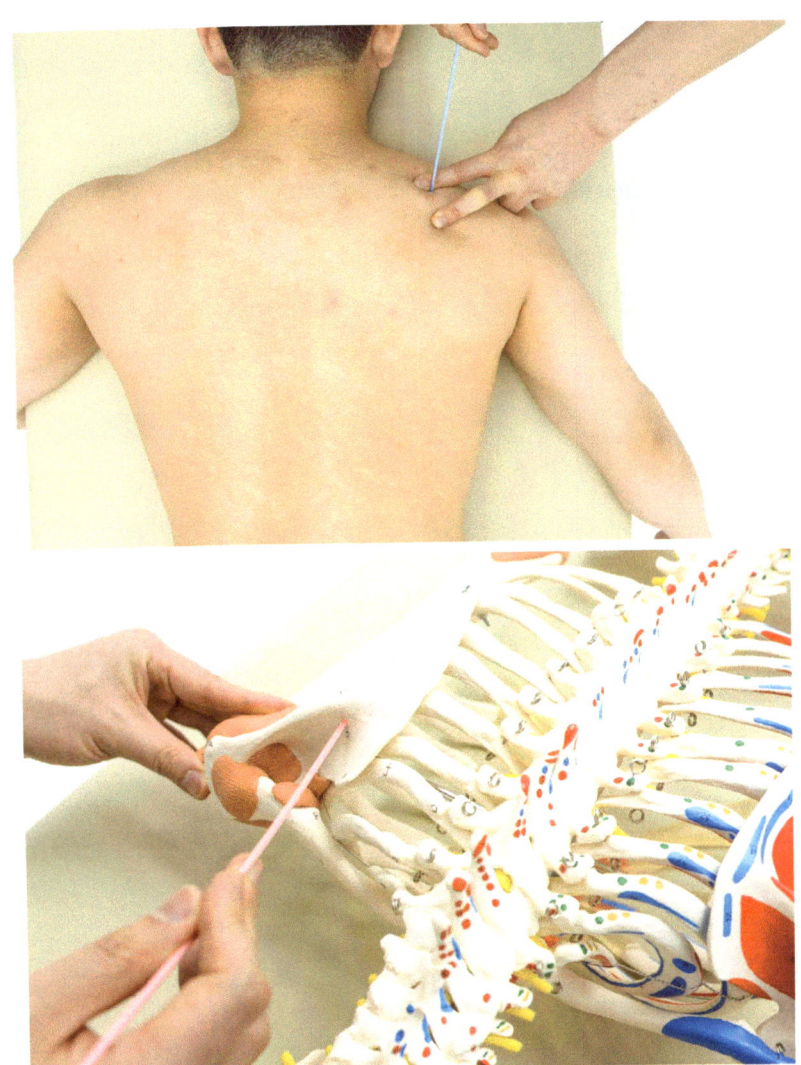

* 주의!
폐첨은 견갑골 앞에 있으므로, 임상의는 복부 방향으로 자침하는 것을 피해야 한다.

- 극상근, 얼마나 깊이 찔러도 되나?
   바깥쪽을 향하여, supraspinatus fossa에 본 터치하는 것이 가장 안전하다.

(4) 추가로 살펴 볼 근육
   i) 극하근 Infraspinatus
   ii) 견갑하근 Subscapularis
   iii) 이두근 Biceps Brachii

(5) 운동요법

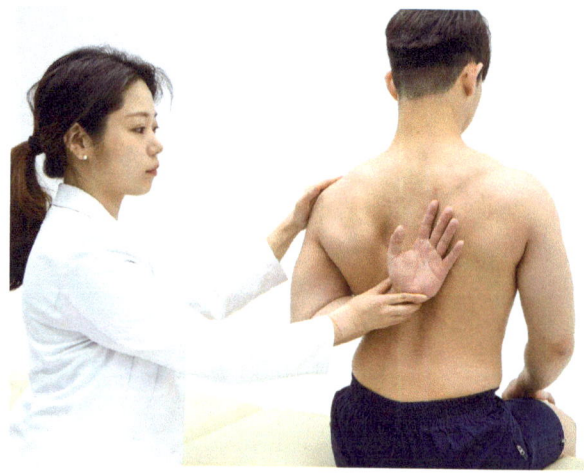

극상근 스트레칭은 주관절 굴곡, 팔을 내전 신전시킨 상태에서 위로 올려주면 가장 잘 늘어난다. 10초간 유지한다.

[8-3] CASE 3.

53세 남성, 변호사가 삼각근 뒤쪽에서 통증을 느끼고 종종 손목에도 통증을 느낀다.
최근 3개월간 서류 작업이 많아서 쉬지 않고 일했다. 추운 날씨에 일에 집중하다 보니 난방기도 켜지 않고 일했는데 감기에 심하게 걸렸고, 몸살로 아주 고생했다. 그 뒤로 어깨 통증이 더 심해졌다.
처음에는 팔을 벌리기 힘들었는데 이젠 팔을 뒤로 뻗거나 안쪽으로 모으는 동작도 어렵다. 특히 누웠을 때 통증이 심해지고, 점점 팔을 사용하는 범위가 줄어들어서 인터넷에 찾아보니 frozen shoulder라고 하는 증상과 동일한 것 같다. 이게 맞나 궁금하고 어떻게 치료할 수 있는지 궁금하다.

(1) Q. 어떤 근육을 제일 먼저 의심해야 할까?
   1) 승모근 Trapezius
   2) 극상근 Supraspinatus
   3) 극하근 Infraspinatus
   4) 소원근 Teres minor
   5) 견갑하근 Subscapularis

A. 5) 견갑하근 Subscapularis → Frozen shoulder 와 연관된 rotator cuff 근육이면서, 손등 통증을 유발할 수 있는 근육

(2) 이학적 검사 & 진단
견갑하근 Subscapularis

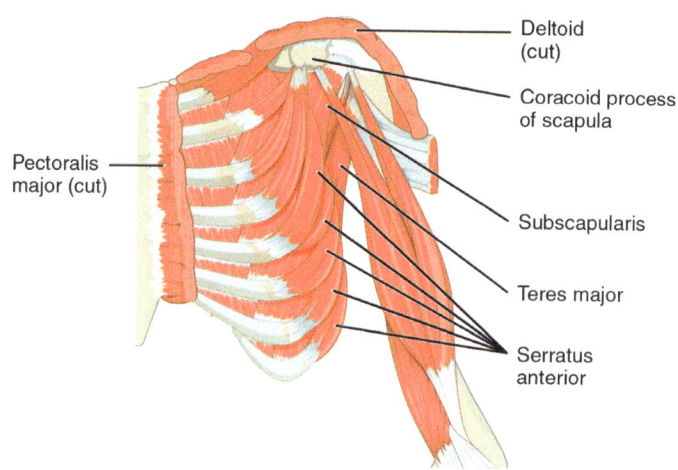

	견갑하근 Subscapularis
기시	견갑하와 Subscapular fossa
종지	상완골 소결절 Lesser tubercle of humerus
기능	• 상완골 내회전 Internal rotation of humerus • 상완골 내전 Adduction of the humerus • 로테이터 커프 Rotator cuff • 상완골 외전 도움 Supports abduction of the arm • 상완골 외전시 삼각근으로 인한 상완골상승 방지 • 주로 외전 0~130도 사이에서 작용

이학적 검사 및 촉진 :

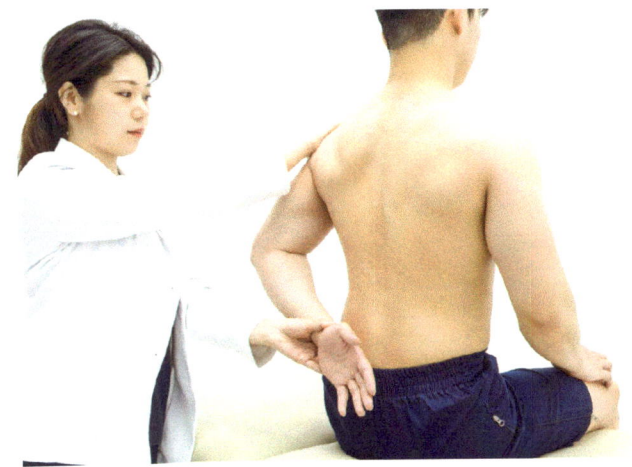

i) 〈Lift off sign〉
환자의 손등을 허리 뒤쪽에 위치한다. 환자는 내회전된 팔을 자신의 허리에서 뒤쪽으로 민다. 검사자는 환자의 힘에 저항한다. 환자가 손을 뒤로 밀지 못하거나, 통증을 호소하면 양성으로 본다.

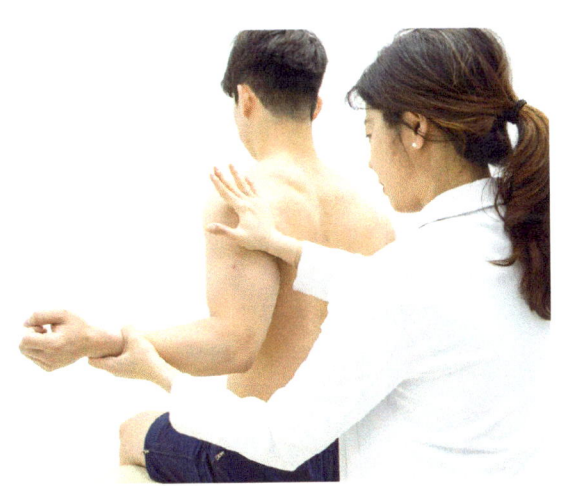

ii) 환자의 견갑골을 고정하고, 상완을 외회전시킬 때 통증이 발생하면 주로 견갑하근의 단축을 의미한다.

(3) 치료
- 견갑하근의 TP와 경혈점

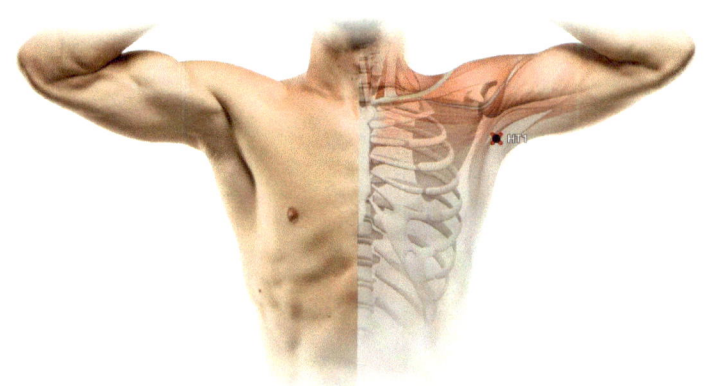

겨드랑이 접근법: 환자는 팔을 90도 외전하고 90도 외회전시킨 채 앙와위로 눕는다. 견갑골을 더 바깥쪽으로 당겨오면 근육에 대한 접근이 최적화된다. 견갑골에 수직인 흉곽과 평행하게 자침한다.

- 견갑하근, 얼마나 깊이 찔러도 되나?

   앙와위로 겨드랑이 앞쪽에서 진침하거나, 복와위로 척추에서 견갑골 방향으로 진침할 수 있다. 반드시 견갑골 전면부를 목표로 본 터치 해야 하고, 침의 방향을 폐 쪽으로 향하지 않도록 주의해야 한다. 욕심내지 말자!

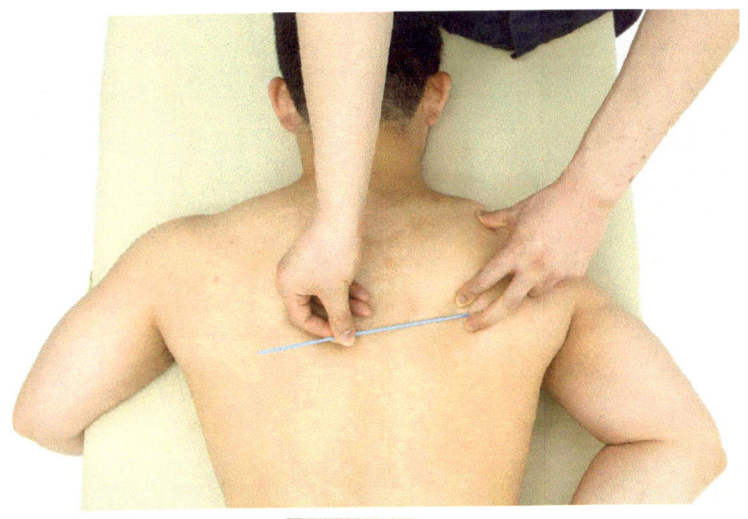

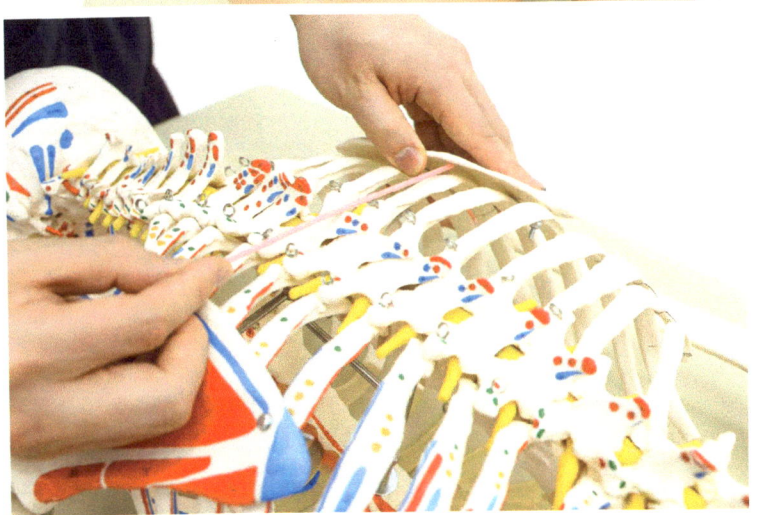

(등쪽에서 견갑골 아래쪽으로 자침할 수 있으나, 폐를 찌르지 않도록 주의한다)

(4) 추가로 살펴 볼 근육
 i) 대흉근 Pectoralis Major Muscle
 ii) 광배근 Latissimus Dorsi
 iii) 상완삼두근 Triceps Brachii

(5) 운동요법

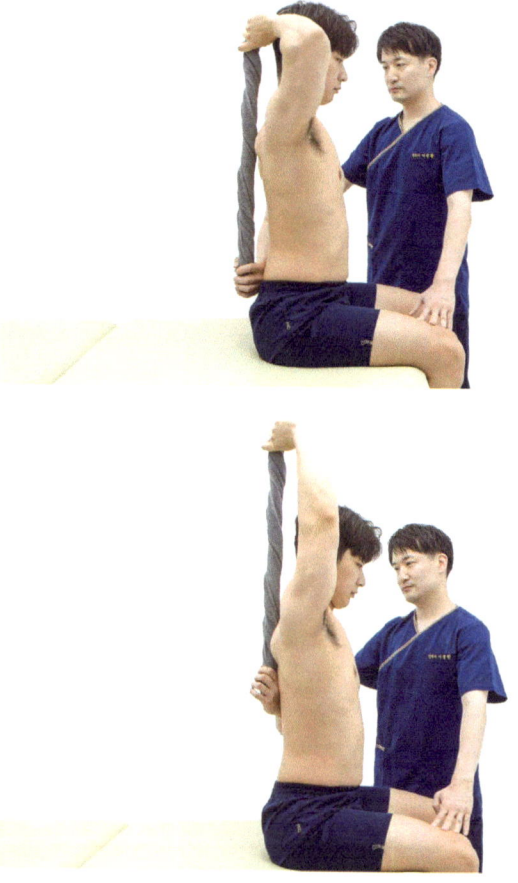

한쪽 손으로 큰 수건의 끝을 잡고 등으로 위치한다. 반대쪽은 허리 아래쪽에서 올려 수건의 끝을 잡는다. 천천히 수건 위를 잡은 손을 위로 올려 반대쪽 팔이 따라 올라오게 만든다. 스트레칭을 진행하면서 어깨와 흉근이 충분히 스트레칭 되는 것을 확인한다. 1회에 10초, 3회 반복한다.

Take a look at this!

[8-4] CASE 4.

67세 여성이 손바닥 안쪽, 아래팔 안쪽 통증으로 내원했다.

뭐든 한 번 하면 제대로 하는 성격이다. 1달 전부터 골프를 배우기 시작했는데, 생각만큼 잘되지 않아서 매일매일 하루 2시간씩 연습을 하고 있다. 그런데 어느 날부터인가 손목을 뒤로 젖히는 동작이 잘 안되고, 손가락을 펼 때 뭔가 걸리는 느낌이 든다. 특히 아침에 심하다. 왼손부터 시작하더니 오른쪽 손도 아프고 불편하다. 아들 이야기로는 탄발지라고 하는데 맞나? 수술이 필요할 수도 있다고 하는데 나는 수술하고 싶지 않다.

아래팔 안쪽이 붓고 아파서 빨래를 비틀어서 짜는 동작도 잘 안되고, 손목 안쪽 통증에서 요즘은 3, 4, 5번째 손가락으로도 찌릿하다. 옷 만드는 취미가 있는데 가위질하기가 어렵다.

(1) Q. 어떤 근육을 제일 먼저 의심해야 할까?
   1) 승모근 Trapezius
   2) 극상근 Supraspinatus
   3) 극하근 Infraspinatus
   4) 수근굴근 Flexors of the Forearm
   5) 수근신근 Extensors of the Forearm

A. 4) 수근굴근 Flexors of the Forearm → 장시간 골프와 같이 꽉 주먹을 쥐는 동작으로 인해 경직되기 쉽다.

(2) 이학적 검사 & 진단
수근굴근 Flexors of the Forearm

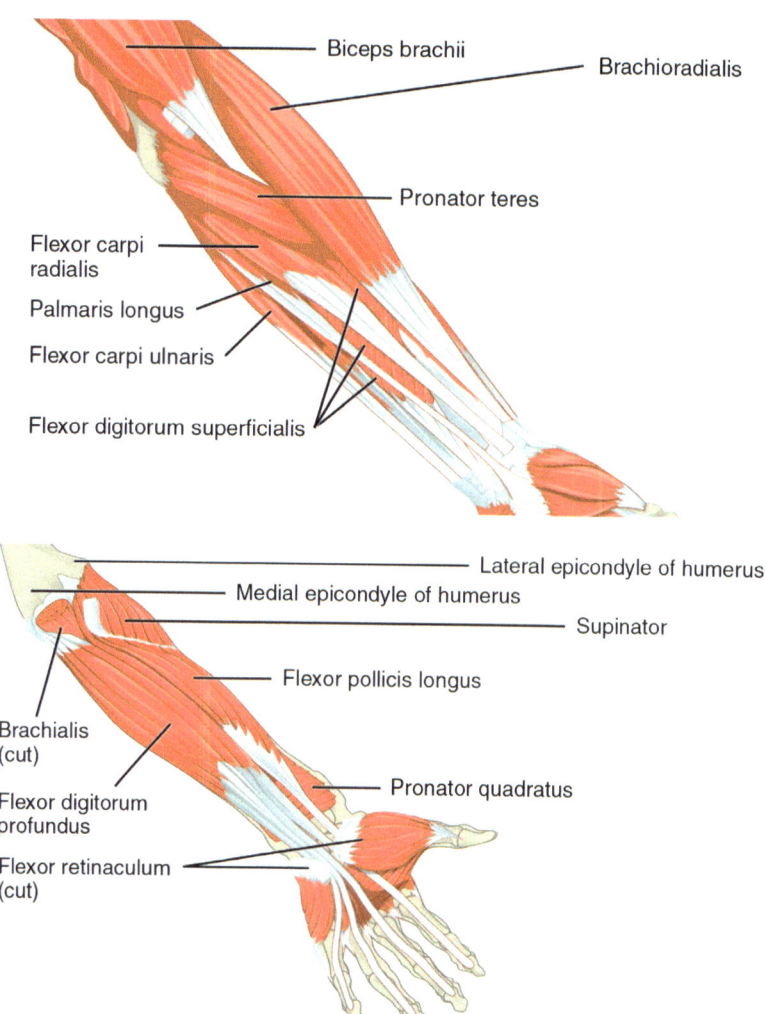

수근굴근에는 요측수근굴군, 척측수근굴근, 천지굴근, 심지굴근, 장무지굴근, 원회내근 6가지가 있다.

	요측수근굴근 Flexor Carpi Radialis
기시	상완골 내과 Medial epicondyle of humerus (common flexor tendon)
종지	2,3중수골저 Bases of second and third metacarpal bones
기능	• 수근관절 굴곡 외전 Flexion and abduction at wrist

	척측수근굴근 Flexor Carpi Ulnaris
기시	척골의 내과 Medial epicondyle (common flexor tendon), 척골 주두의 내측면 medial margin on olecranon of ulna
종지	두상골 Pisiform, 유구골 고리 hook of the hamate, 5중수골저 base of the fifth metacarpal bone
기능	• 수근관절 굴곡 내전 Flexion and adduction of wrist

	천지굴근 Flexor Digitorum Superficialis
기시	상완골내과 Medial epicondyle of the humerus (common flexor tendon) as well as parts of the radius and ulna
종지	4개 손가락의 중지저 전면 Anterior margins on the base of the middle phalanges of the four fingers
기능	• 수지 굴곡 Flexor of fingers

	심지굴근 Flexor Digitorum Profundus
기시	척골 상위 3/4의 전부, 내부 Upper ¾ of the anterior and medial surfaces of the body of the ulna, 골간근막 interosseous membrane, 전완 심부근막 deep fascia of the forearm
종지	손가락 원위지저 Base of the distal phalanges of the fingers
기능	• 손과 손가락의 굴곡 Flex hand and both interphalangeal joints

	장모지굴근 Flexor Pollicis Longus
기시	요골 중간 1/3의 전면부 The middle ½ of the anterior surface of the radius, 골간근막 인접부 the adjacent interosseous membrane
종지	엄지 원위지저 The base of the distal phalanx of the thumb
기능	• 모지 굴곡 Flexion of the thumb

	원회내근 Pronator Teres
기시	요골두 Humeral Head : 상완골 내과 바로위의 상완골 내측상과융선 Medial supracondylar ridge of humerus slightly above the medial epicondyle of humerus (common flexor tendon) 척골두 Ulnar Head : 척골구상돌기 Coronoid process of ulna
종지	요골체 외측면의 중간부 Middle of the lateral surface of the body of the radius
기능	• 전완 회내 Pronation of forearm • 주관절 굴곡 Flexion of elbow

이학적 검사 및 촉진 :

〈 손가락 신전 검사 〉

양쪽 전완이 수평하게 하고 손가락 끝부터 손바닥까지 서로 밀착시켜 본다. 각 손가락을 밀어서 통증이 일으켜지는 근육의 문제를 의심할 수 있다.

i) 요측수근굴근 : 바닥 쪽 손목 횡문의 요골측

ii) 척측수근굴근 : 바닥 쪽 손목 횡문의 척골측

　→ i), ii)는 굴신과 상관없이 계속 아프다.

iii) 천지 굴근 : 섬광처럼 손가락 끝을 때리는 폭발적인 통증 (손가락 길이 전체에 통증 방사)

　→ iii)은 "Trigger finger" : 손가락이 잘 펴지지 않는 경우가 많다.

iv) 장모지굴근 : 엄지손가락의 끝까지 장 측면 전체에 통증을 방사

v) 원회내근 : 손목과 전완의 장측 요측면에 깊숙한 통증 → 전형적으로 빨래를 짜고 나면 발생하는 정중신경 포착을 일으키는 통증

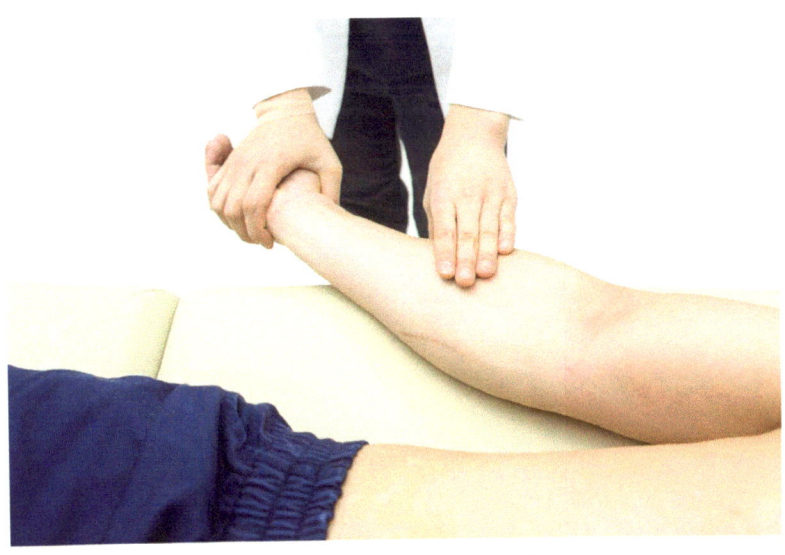

(수근굴근을 촉진하면서 통증 부위를 찾는다)

(3) 치료
- 수근굴근의 TP와 경혈점

곡택 曲澤 PC3, 극문 郄門 PC4, 간사 間使 PC5

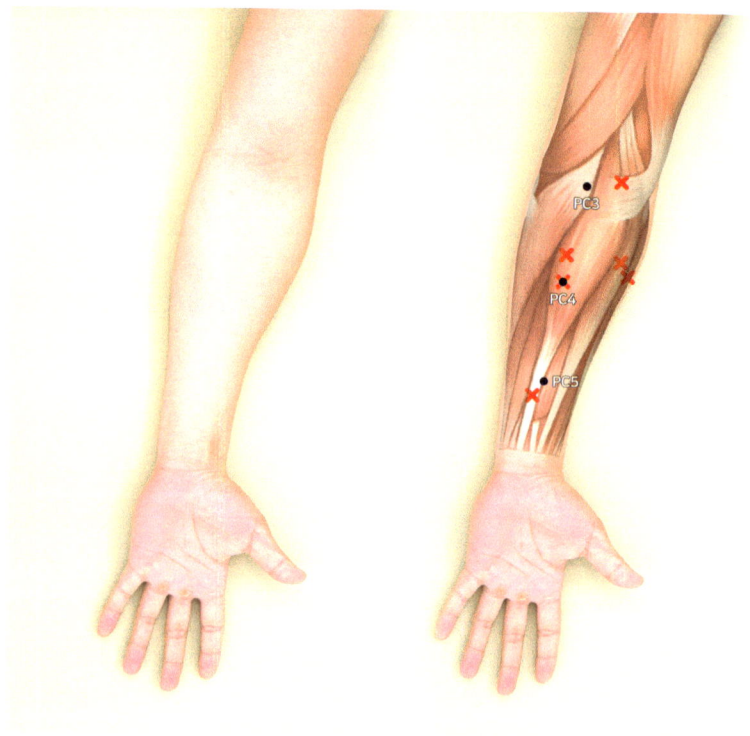

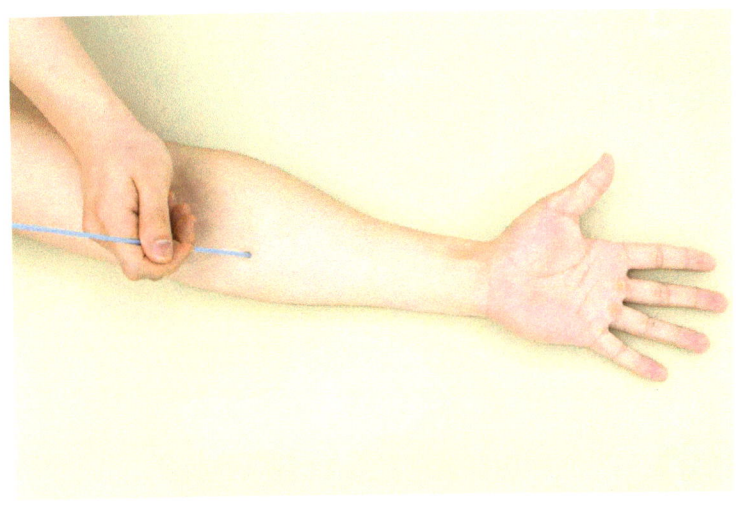

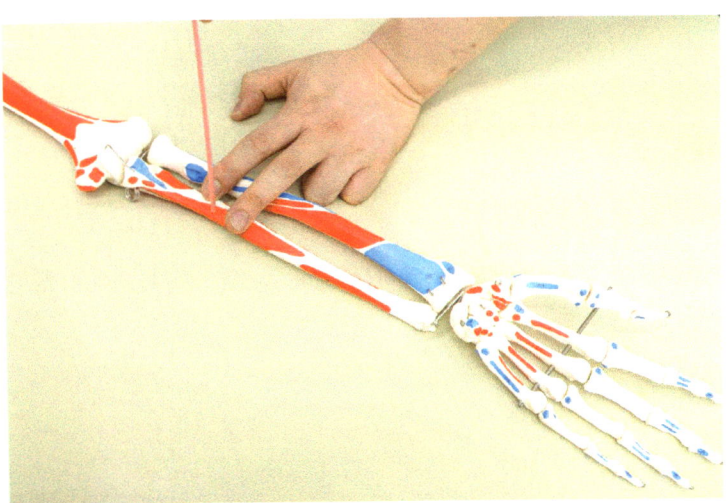

- **수근굴근, 얼마나 깊이 찔러도 되나?**

 경혈 포인트에 따라 아래팔뼈(ulnar, radius)에 본 터치 하거나, 혹은 두 뼈 사이로 들어가게 된다. 예민한 신경들이 있으니 천천히 자입한다.

(4) 추가로 살펴 볼 근육
   i) 사각근
   ii) 소흉근의 방사통도 가능

(5) 운동요법

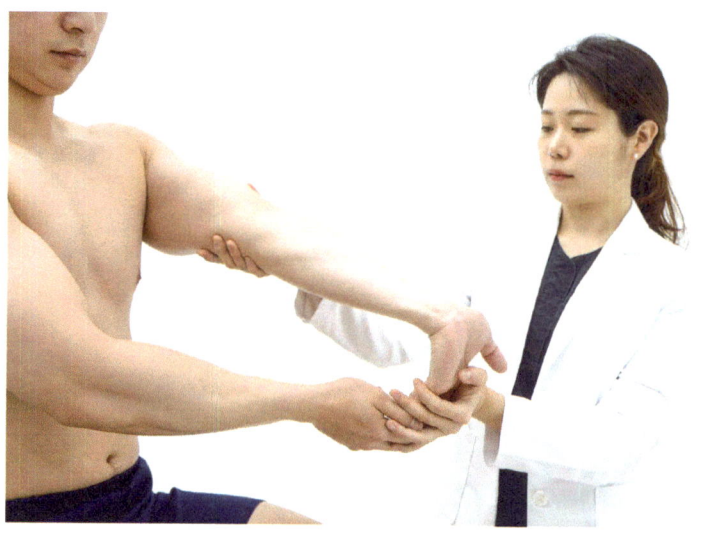

전완과 팔꿈치를 신전한 상태에서 손끝을 잡고 손목 굴근을 스트레칭하여 10초 유지한다. 반동을 주지 않도록 주의한다.

Take a look at this!

[8-5] CASE 5.

57세 남성, 바텐더가 아래팔의 통증이 생겨서 내원했다.

55세에 회사를 은퇴하고, 취미로 위스키 바를 한 달 전 새로 오픈했다. 왼손에 쟁반을 얹고, 테이블로 서빙하는 동작이 많은데, 2주 전부터 왼손의 악력이 약해진 듯한 느낌이 든다. 특히 왼손으로 무거운 짐을 놓치게 되어서 당황했다. 뇌의 문제가 있나 덜컥 겁이 나서 뇌 MRI 촬영을 바로 했는데 문제가 없다고 한다. 그래도 예전에는 아무 문제 없이 들었던 무게를 들기 힘들다. 근육이 줄어든 것 같지도 않다.

통증이 처음에는 외측상과에서 나타났고 이어서 점점 아래팔과 손목, 손으로 확장되었다. 주로 바깥쪽이 아프다. 수리를 위해 드라이버를 돌리는 동작, 손잡이를 돌리는 자세에서도 아래팔의 통증이 발생하더니, 이제는 단골들과 악수할 때도 통증이 느껴져 곤란하다.

(1) Q. 어떤 근육을 제일 먼저 의심해야 할까?

   1) 수근굴근 Flexors of the Forearm
   2) 수근신근 Extensors of the Forearm
   3) 견갑하근 Subscapularis
   4) 소원근 Teres Minor
   5) 극하근 Infraspinatus

A. 2) 수근신근 Extensors of the Forearm → 문제시 악력이 약해지는 특징, 외측상과에서 바깥쪽 손목으로 느껴지는 통증이 특징이다.

(2) 이학적 검사 & 진단
수근신근 Extensors of the Forearm

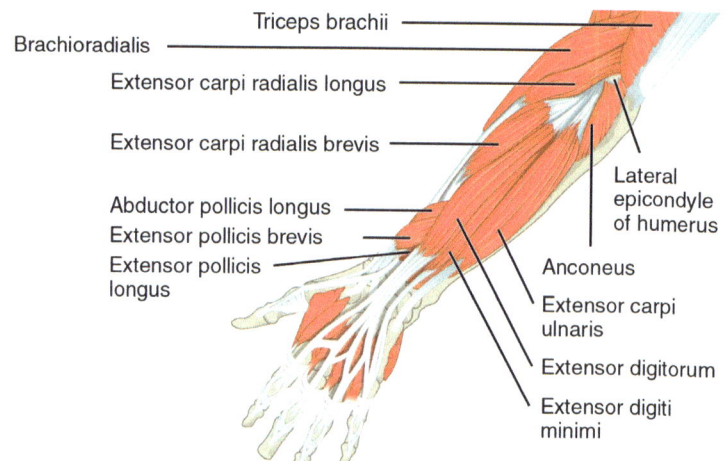

수근신근에는 장요측수근신근, 단요측수근신근, 척측수근신근, 상완요골근 4가지의 근육이 있다.

	장요측수근신근 Extensor Carpi Radialis Longus
기시	외측상과 융선 Lateral supracondylar ridge
종지	제 2중수골 2nd metacarpal
기능	● 손목의 신전, 외전

	단요측수근신근 Extensor Carpi Radialis Brevis
기시	상완골 외측상과 전면부 Humerus at the anterior of lateral epicondyle
종지	제3중수골 후부저 Posterior base of the 3rd metacarpal
기능	● 손목의 신전과 외전

	척측수근신근 Extensor Carpi Ulnaris
기시	상완두 Humeral head : 외측상과 Lateral epicondyle of the humerus. 척골두 Ulnar head : 올레크레논 Olecranon, 척굴 후면 posterior surface of ulna, 전완근막 antebrachial fascia
종지	제5중수골 5th metacarpal
기능	● 손목의 신전과 내전

	상완요골근 Brachioradialis
기시	상완골 외측상과융선 Lateral supracondylar ridge of the humerus 요골 윤상인대 the orbicular ligament of the radius
종지	요골 경상돌기 Distal radius
기능	● 주관절 굴곡 ● 요척관절의 회외, 회내

이학적 검사 및 촉진 :
 〈압박검사법〉
 통증이 나타나는 자세에서 TP를 압박하면 통증이 사라진다.
 〈TP 검사법〉
 i) 장요측 수근신근- 요측 편위를 일으키면서 검사
 ii) 단요측 수근신근- 가벼운 요측 편위+신전을 시키면서 검사
 iii) 척측 수근신근- 척측 편위를 시키면서 검사
 iv) 상완 요골근- 전완을 중립 위로 한 상태에서 저항된 굴곡을 하려 할 때 나타남

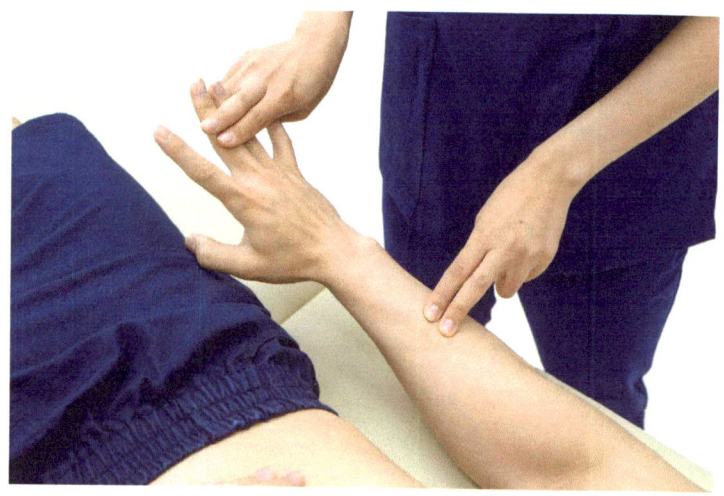

(아래팔의 저항된 굴곡)

(3) 치료
• 근신근의 TP와 경혈점
외관 外關 TE5, 지구 支溝 TE6, 회종 會宗 TE7, 삼양락 三陽絡 TE8, 사독 四瀆 TE9

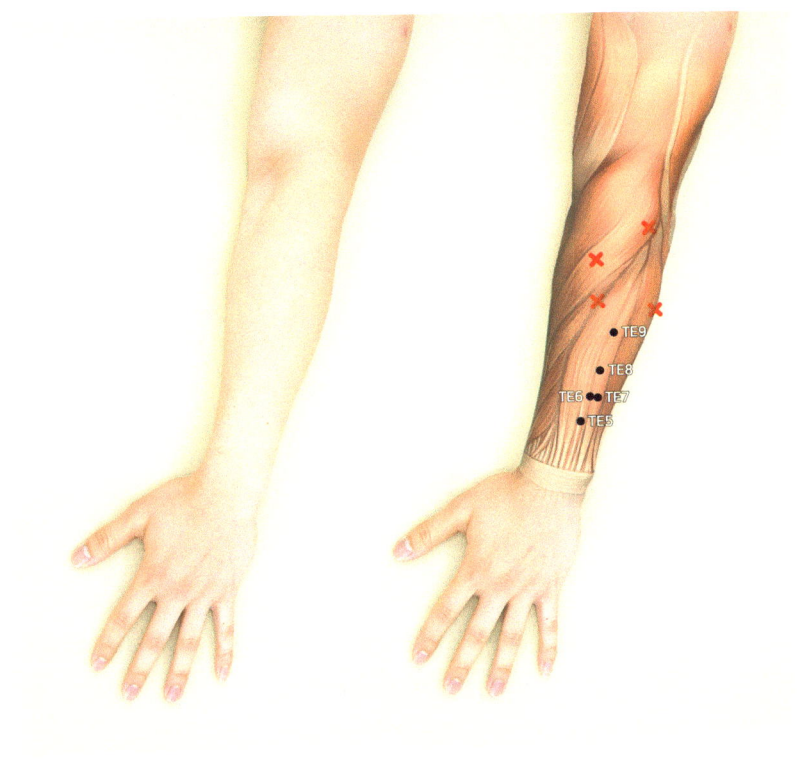

- 수근신근, 얼마나 깊이 찔러도 되나?

  수근굴근과 마찬가지로 경혈 포인트에 따라 아래팔뼈 (ulnar, radius)에 본 터치 하거나, 혹은 두 뼈 사이로 들어가게 된다. 예민한 신경들이 있으니 천천히 자입한다.

  (4) 추가로 살펴 볼 근육
   i) 상완요골근 Brachioradialis
   ii) 회외근 Supinator
   iii) 지신근 Extensor Digitorum

(5) 운동요법

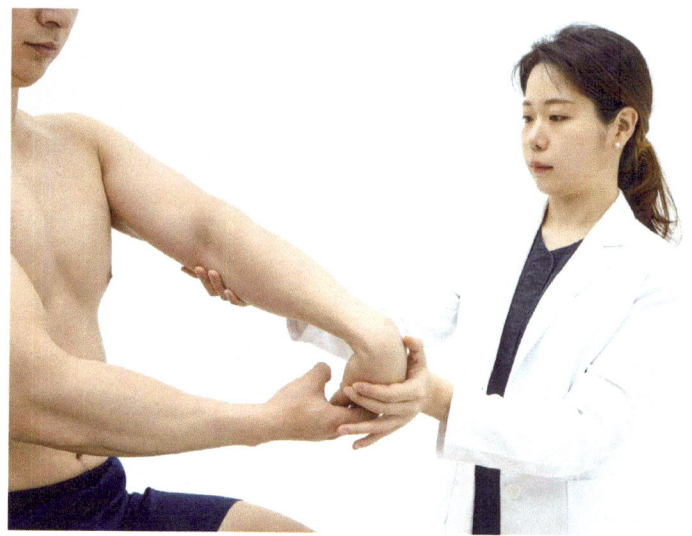

전완의 주관절을 신전한 상태로, 손끝을 나머지 팔로 당겨주고 10초간 유지한다. 이 동작에서 전완근의 신전근들이 가장 잘 늘어난다. 반동을 주지 않는다.

[9] 하지부 다빈도 경혈

[9-1] CASE 1.

31세 남성이 꼬리뼈와 아래 허리 통증으로 내원했다.
허리를 뒤로 심하게 신전한 채로 뻣뻣하게 굳어 진료실에 들어왔다. 다리로 내려가는 통증은 없지만 걸을 때 뒤뚱뒤뚱 불안한 느낌이 들고 통증도 심하다. 앉아있을 때 엉덩이가 몹시 아프다. 신기하게도 허리는 아프지 않다. 딱 엉덩이 꼬리뼈 쪽으로만 아프다.
취미로 수영을 배운 지 2달 되었는데, 통증은 1달 전부터 시작되었다. 배영을 배운 시점과 비슷하기는 하다. 관련이 있나? 그리고 최근 여자친구와 성관계를 자주 과격하게 했다. 그리고 나서 통증이 더 심한 것 같은데 이것도 연관이 있는지 궁금하다.

(1) Q. 어떤 근육을 제일 먼저 의심해야 할까?
    1) 요방형근 Quadratus Lumborum
    2) 대둔근 Gluteus Maximus
    3) 중둔근 Gluteus Medius
    4) 소둔근 Gluteus Minimus
    5) 장요근 Iliopsoas Muscle

A. 2) 대둔근 Gluteus Maximus → 대퇴로 통증을 방사하는 경우가 드물고, 배영 발차기, 성관계로 손상될 수 있다. (이상근도 성관계로 손상될 수 있으나, 허벅지로 방사통이 잘 생긴다)

(2) 이학적 검사 & 진단
대둔근 Gluteus Maximus

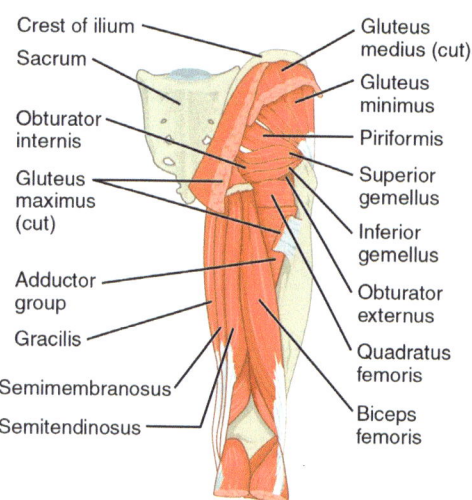

	대둔근 Gluteus maximus
기시	장골 둔근면 Gluteal surface of ilium, 요부근막 lumbar fascia, 천골 sacrum, 천결절인대 sacrotuberous ligament
종지	아이티밴드 iliotibial tract, 대퇴의 둔근조면 Gluteal tuberosity of the femur
기능	• 고관절 외회전과 신전 • IT-band를 통한 슬관절 신전의 보조 • 앉아있을 때 반중력 역할과 고관절외전 주동근 • 달리기, 점프, 계단 오르기, 자리에서 일어날 때 주동근 • 직립 자세 유지에 도움 • 걷기의 입각기에 엉덩이를 굴곡하여 몸이 발 앞에 위치하도록 도움

이학적 검사 및 촉진 :

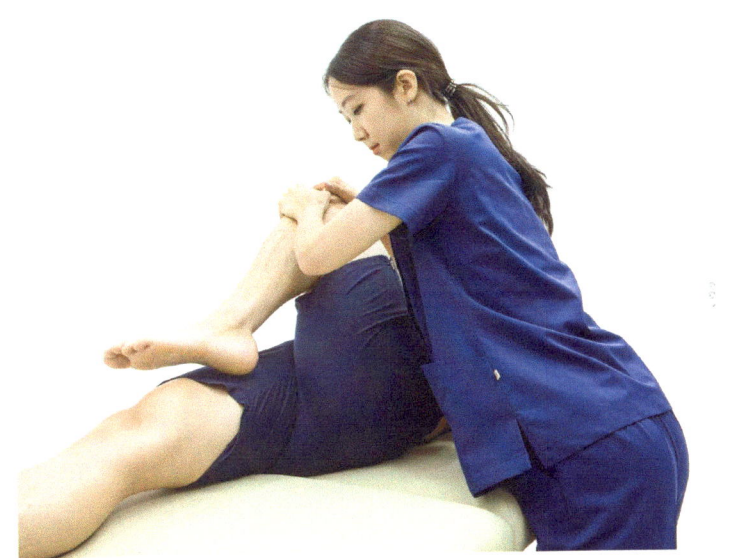

〈대둔근의 근길이검사〉
검사자는 환자의 고관절과 슬관절을 굴곡시킨다. 110~120도 가량 고관절과 슬관절을 굴곡시킨 상태로 굴곡 마지막 단계의 부드러움을 체크한다. 만일 대둔근이 긴장되었다면, 대측 엉덩이가 바닥에서 뜨는 경우가 많다.

(3) 치료
- 대둔근의 TP와 경혈점

중려수 中膂兪 BL29, 백환수 白環兪 BL30, 회양 會陽 BL35, 포황 胞肓 BL53

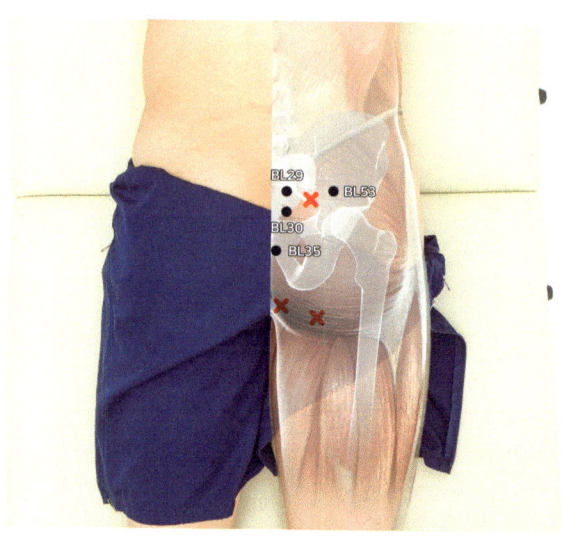

- 복와위 자침법 : 환자는 복부 아래에 베개를 두고 엎드리거나 옆으로 눕는다. TP 부위를 따라 근육에 수직으로 촉진하며 자침한다. 피부에서 근육까지의 간격을 줄이기 위해 피하 조직을 강하게 눌러줘야 한다.

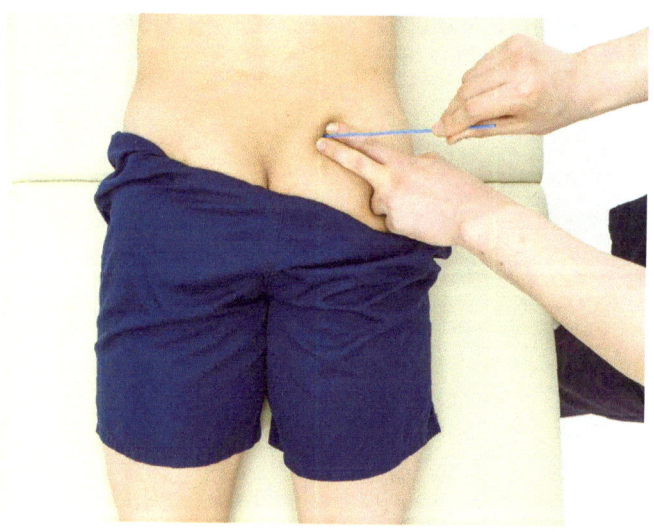

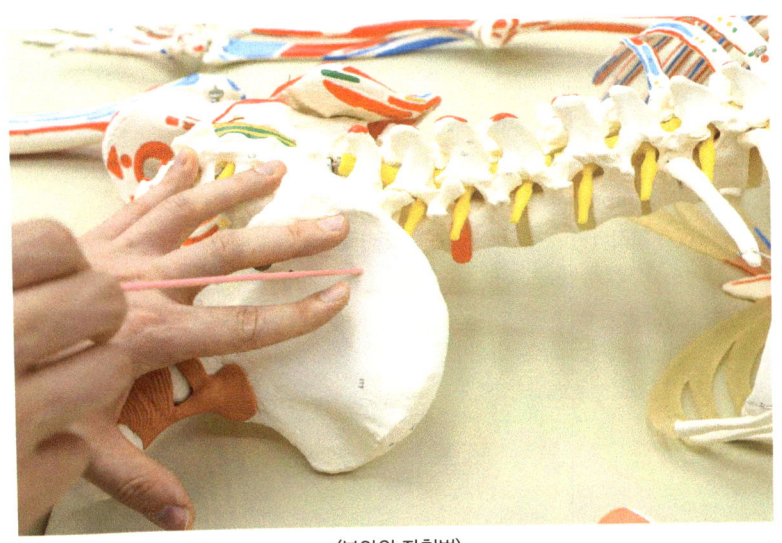

(복와위 자침법)

- 측와위 자침법 : 환부가 위로 향하게 하고 옆으로 눕고, 무릎 사이에 베개를 끼운다. 근육을 평평하게 촉진하여 TP를 향해 자침한다. 피부에서 근육까지의 간격을 줄이기 위해 피하 조직을 강하게 눌러줘야 한다.

주의 사항!
좌골 신경을 자침하지 않도록 주의한다. 자침 깊이는 지방 조직의 양에 따라 달라진다.

- 대둔근, 얼마나 깊이 찔러도 되나?

    장골 (Illium) 의 gluteal surface에 본 터치 한다. 천골에 너무 붙어 진침하면 천장관절을 타깃으로 들어갈 수 있으니, 대둔근 자극을 위해서는 조금 더 외측에서 진침한다.

(4) 추가로 살펴 볼 근육

〈감별〉 통증 유무, 방사통 유형에 따라 룰 아웃 한다.

i) Gluteus Maximus : 대퇴로 통증을 방사하는 경우가 드물다.

ii) Gluteus Medius : 대퇴 중간에 방사.

iii) Gluteus Minimus : 무릎 밑까지 뻗는 통증.

⇒ 만약 다리가 저리다면 소둔근 Gluteus Minimus 위주로 보는 것이 좋다.

(5) 운동요법

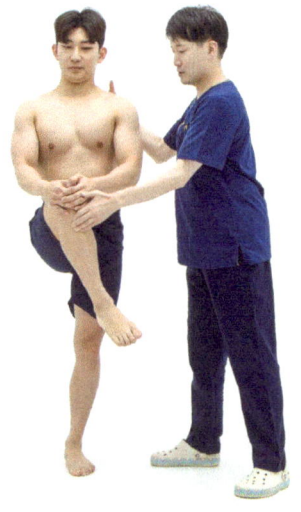 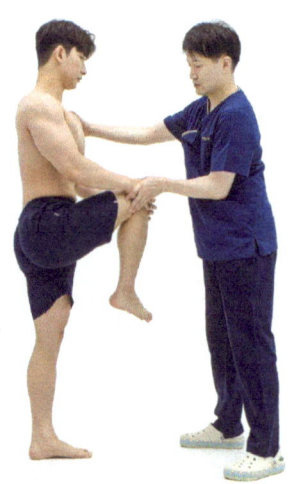

대둔근은 고관절 굴곡 이후 내전을 할 때 가장 스트레칭이 잘 된다.

[9-2] CASE 2.

패션 잡지회사 재직 중인 31세 여성이 허리 통증으로 내원했다.

항상 하이힐을 오래 신는 편이다. 최근 전시회가 있어서 굽이 더 높은 신발을 신었다. 우측 둔부와 아래 허리 통증이 심하며, 우측으로 누워 자는 것이 어렵다. 오른쪽 엉덩이 밑에 작은 쿠션을 깔고 누웠더니 편해서 그렇게 자고 있다. 그런데 점점 골반이 틀어지는 것 같아 걱정이다. 정장 바지가 자꾸 옆으로 돌아간다.

걸을 때 엉덩이가 불안정한 느낌으로 뒤뚱거리는 듯하다. 허벅지 후면으로 약간의 방사통이 있다. 왼쪽 다리로 설 수는 있는데, 오른쪽 다리로 서 있기 힘들다. 평소 달리기를 종종 했었는데 최근 바빠서 아무 운동도 하지 못했다.

(1) Q. 어떤 근육을 제일 먼저 의심해야 할까?
1) 요방형근 Quadratus Lumborum
2) 대둔근 Gluteus Maximus
3) 중둔근 Gluteus Medius
4) 소둔근 Gluteus Minimus
5) 이상근 Piriformis Muscle

A. 3) 중둔근 Gluteus Medius → 아픈 다리로 서 있기 힘든 특징, 후면부 방사통

(2) 이학적 검사 & 진단
중둔근 Gluteus Medius

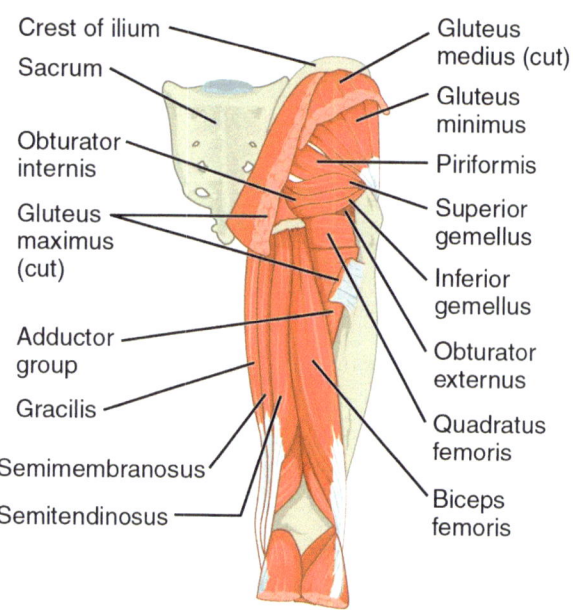

일명 "요통근육" (요통에서 가장 중요한 근육 — 요방형근, 이상근, 소둔근에 영향을 준다)

	중둔근 Gluteus Medius
기시	장골둔근면 Gluteal surface between anterior and posterior gluteal lines of the ilium
종지	대퇴골 대전자 Greater trochanter of the femur
기능	● 고관절 외전 ● 전부 섬유 : 고관절 내회전 ● 후부 섬유 : 고관절 외회전

이학적 검사 및 촉진 :

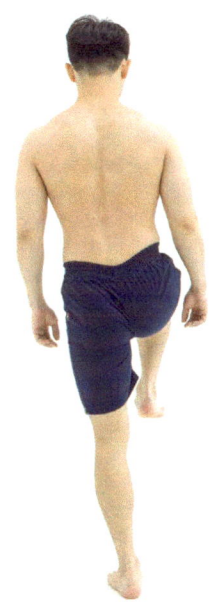

〈 Trendelenburg Test 〉
환자에게 한쪽 다리로 30초 동안 기대지 않고 서 있게 한다. 검사자는 환자가 외다리 자세 동안 골반이 수평을 유지하는지 환자를 관찰한다. 골반이 한쪽으로 기울면 트렌델버그 양성으로 본다.

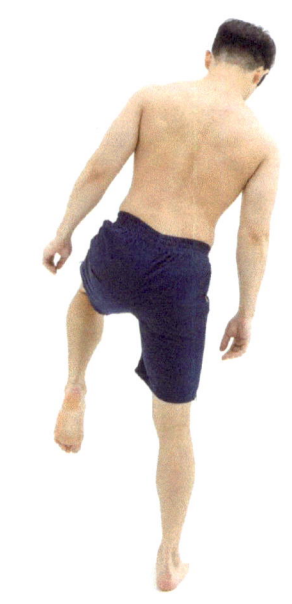

(3) 치료
- 중둔근의 TP와 경혈점

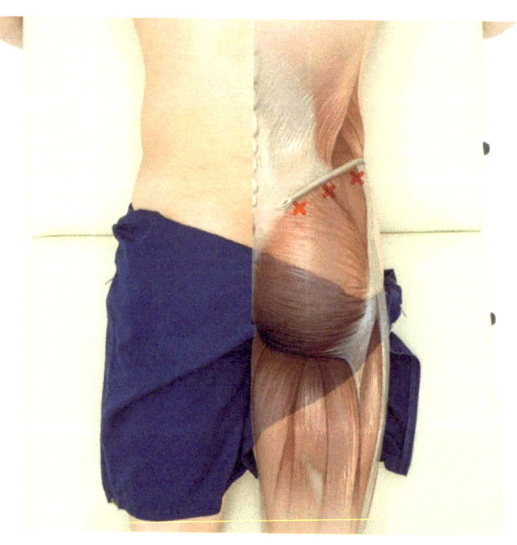

- 복와위 자침: 장골의 윤곽을 따라 근육에 수직으로 촉진하여 근육에 자침한다. 피부에서 근육까지의 간격을 줄이기 위해 피하 조직을 강하게 눌러주어야 한다. 침은 본 터치를 목표로 한다.

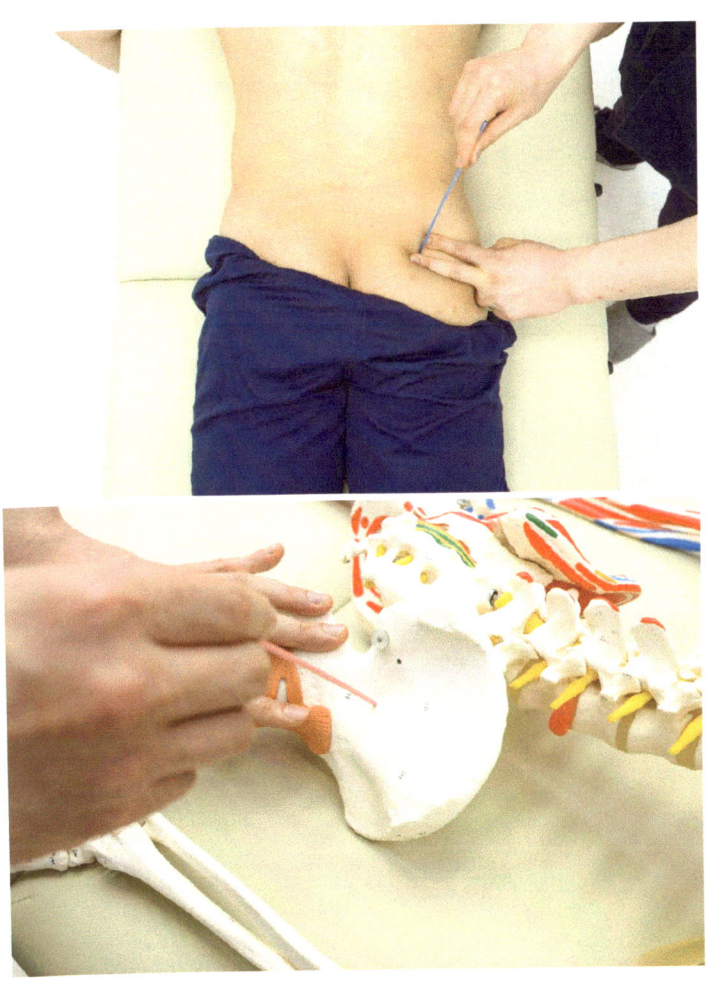

- 측와위 자침 : 환자는 무릎 사이에 베개를 끼고 옆으로 눕는다. 장골의 윤곽을 따라 평평한 촉진으로 근육 TP를 자침한다.

주의 사항!
중둔근과 소둔근 사이에는 혈관과 신경들이 있으니 주의한다. 자침 깊이는 지방 조직의 양에 따라 달라진다.

• 중둔근, 얼마나 깊이 찔러도 되나?

illium의 gluteal surface에 본 터치 한다. 중둔근 근육은 크고, 깊이까지 위치해 있다. 위험한 구조물이 없으니, 자신감을 갖고 본 터치까지 과감하게 진침해 보자.

(4) 추가로 살펴 볼 근육
   i) 요방형근 Quadratus Lumborum
   ii) 다열근 Multifidus

(5) 운동요법

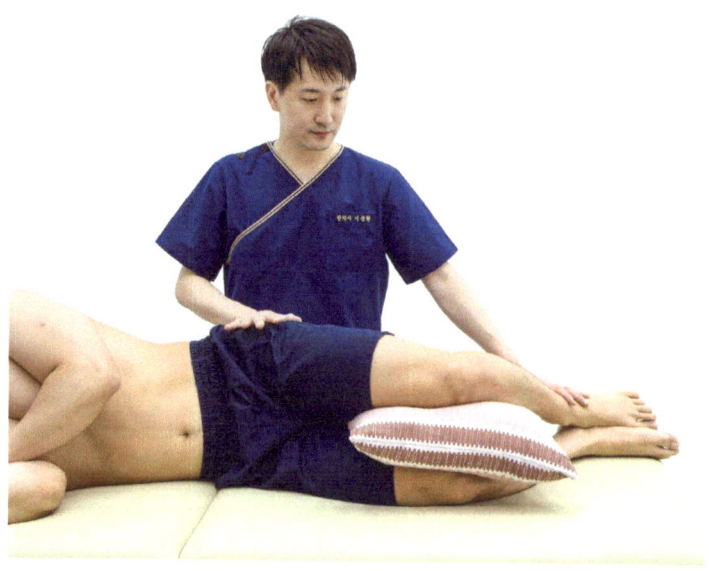

취침 시에 다리 사이에 베개를 끼우도록 한다.

Take a look at this!

[9-3] CASE 3.

54세 버스 운전기사 남성이 천장관절 통증과 다리 저림으로 내원했다.

증상이 꽤 오래되었다. 동료 기사 한 명이 아파서 대체 근무를 더 했더니 증상이 더 심해졌다. 꼬리뼈 쪽 통증, 엉덩이 통증, 허벅지까지 모두 불편하다.

치질로 고생한 지 좀 되었는데, 2주 전부터 대변을 볼 때 안쪽이 몹시 아프다. 소변도 시원치 않고, 발기 부전도 생겨서 비뇨기과에 가서 전립선 검사를 했는데, 전립선 비대증은 없고, 약간 전립선염이 있다면서 소염제를 처방해 줬다. 1주일 복용했는데 좋은지 나쁜지 잘 모르겠다. 계단 올라갈 때 엉덩이에 날카로운 통증이 짜릿하고, 버스 의자에 쿠션을 놓지 않으면 오래 앉을 수 없어서 일하는 데 지장이 많다.

(1) Q. 어떤 근육을 제일 먼저 의심해야 할까?
   1) 요방형근 Quadratus Lumborum
   2) 대둔근 Gluteus Maximus
   3) 중둔근 Gluteus Medius
   4) 소둔근 Gluteus Minimus
   5) 이상근 Piriformis Muscle

A. 5) 이상근 Piriformis Muscle → 대소변 불편감, 성기능 저하 등과 함께 천장관절, 둔근, 하지 방사통

(2) 이학적 검사 & 진단
이상근 Piriformis Muscle

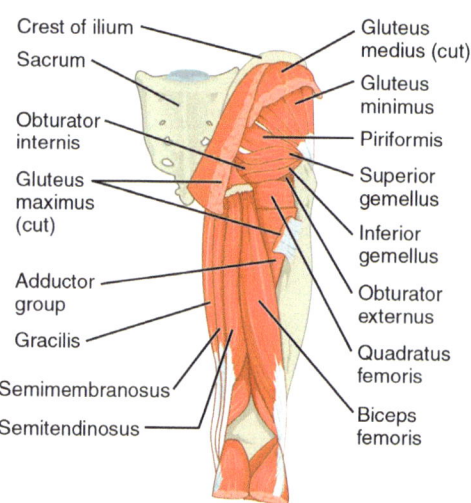

	이상근 Piriformis
기시	천골 Sacrum
종지	대퇴골 대전자 Greater trochanter of the femur
기능	• 고관절 외회전 • 기립위에서 고관절 신전 시, 고관절 외회전의 주동근 • 앉은 자세에서는 외전 도움 • 걷거나 뛸 때 과도한 고관절의 내회전 방지 • 고관절 안정화

이학적 검사 및 촉진 :

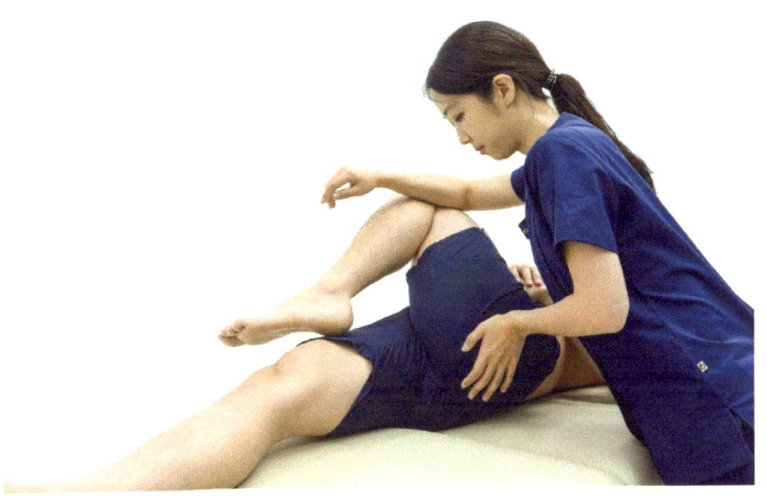

〈 Fair test 〉

Fair test는 환자가 무릎과 고관절을 굴곡시키고 고관절을 안쪽으로 회전시킨 상태에서 시행한다. 환자는 검사자가 고관절을 내전시켜 굴곡시키려는 행동에 저항한다. 좌골신경통이 재현되어도 양성이다.

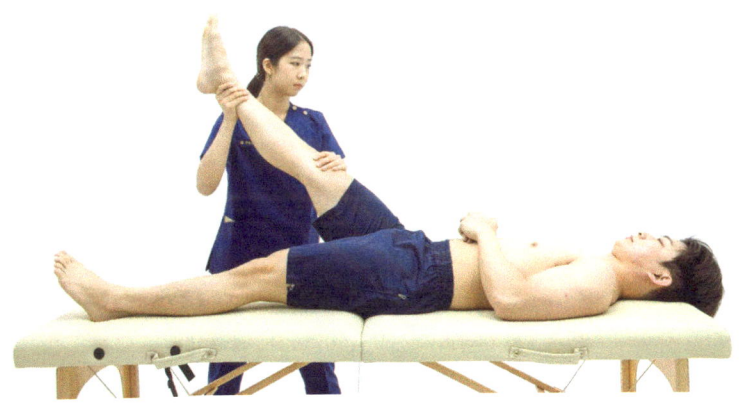

〈 SLR test 〉

• 환자 앙와위에서, 검사자는 환자의 발뒤꿈치를 손으로 잡고 검사하고자 하는 발을 들어 올린다. 검사자는 무릎이 완전히 신전된 상태로 환자의 발목을 잡고 들어서 증상이 나타날 때까지 기다린다. 만일 이상근 문제가 있다면 환자는 SLR 검사 시 통증이 재현되거나 동작 제한이 많이 발생한다.

• 이상근 증후군의 증상으로는 엉덩이 둔통, 하지 방사통, 장시간 걷거나 앉아있을

때의 통증 및 고관절 운동 범위 제한 등이 있다.
- 이상근 증후군은 보통 엉덩이의 통증, 저림 또는 무감각으로 시작된다. 통증이 심한 편이며 간혹 그 통증이 좌골 신경을 따라 뻗칠 수도 있다. 통증은 카시트에 앉거나 달리기 등의 동작 시 이상근이 좌골 신경을 압박하기 때문에 발생한다. 계단을 오르거나 이상근에 직접 강한 압력을 가할 때도 통증이 유발될 수 있다.

(3) 치료
- 이상근의 TP와 경혈점
포황 胞肓 BL53, 환도 環跳 GB35

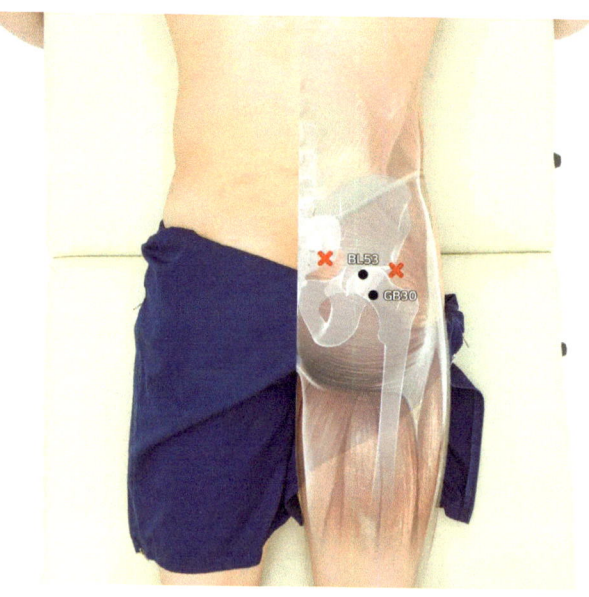

이상근은 둔근 아래에 있기 때문에 이상근 TP를 풀어주는 가장 좋은 방법은 침 치료다. 이상근 자침 시 환자 복와위에서 천골과 대전자를 확인하여, 각각 내측 및 외측의 마커로 사용한다. 후방 하부 장골에서 대전자까지 선을 긋고, 이 선의 중간 지점에 자침한다.

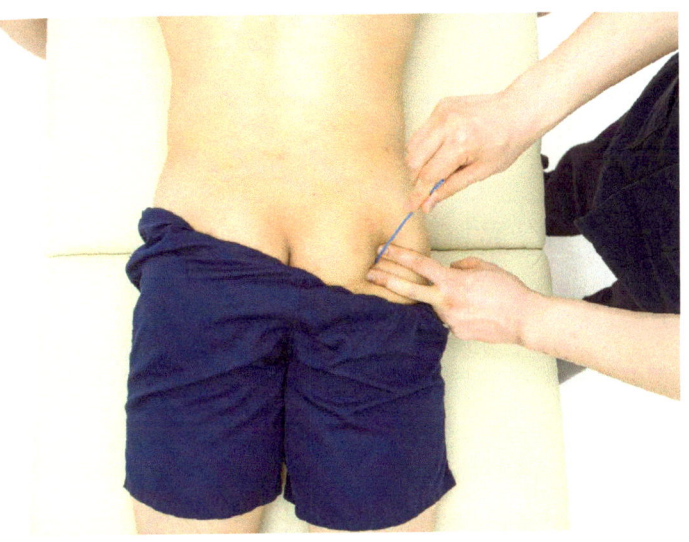

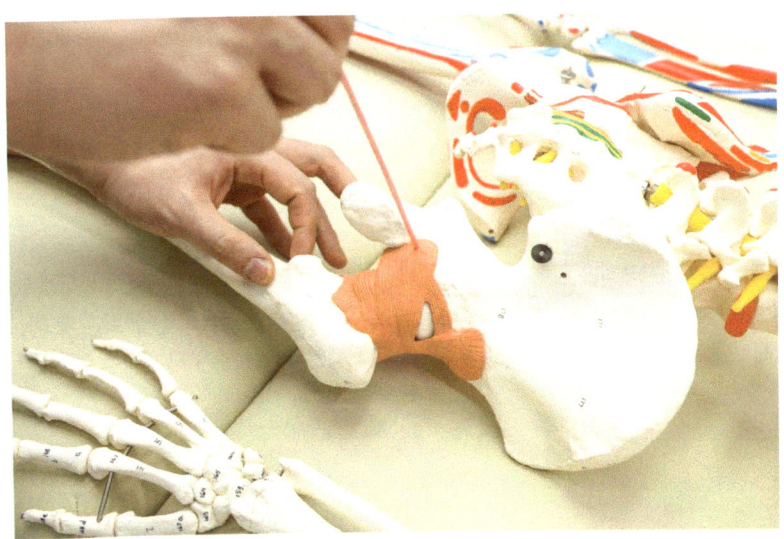

- **이상근, 얼마나 깊이 찔러도 되나?**

중둔근과 마찬가지로 illium의 gluteal surface에 본 터치 한다. 단, 좌골신경 (sciatic n.)를 직간접적으로 자극하여 강한 하지 방사통을 유발할 수 있으니 환자에게 미리 고지한다.

(4) 추가로 살펴 볼 근육
   None

(5) 운동요법

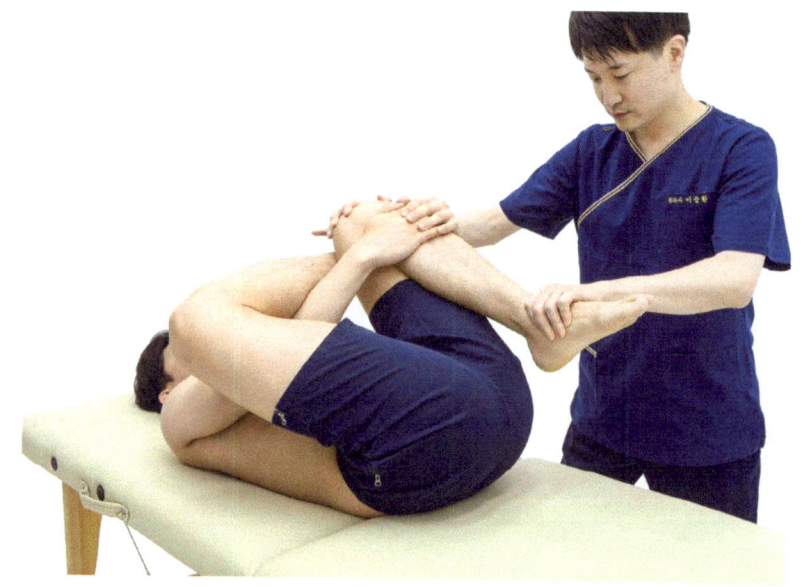

오른쪽 이상근 스트레칭을 위해서, 앙와위로 왼쪽 무릎을 굽히고 발을 바닥에 평평하게 놓는다. 우측 발목을 왼쪽 무릎 위에 얹고, 양손으로 왼쪽 무릎을 가슴 쪽으로 당긴다. 우측 이상근의 스트레칭을 확인하고 10초간 유지한다. 반대쪽도 시행한다. 반동을 주지 않도록 한다.

Take a look at this!

[9-4] CASE 4.

59세 여성이 무릎 통증으로 내원했다.

취미로 자전거를 타는데 요즘 욕심을 부려 많이 탔다. 이것이 통증의 원인인지 모르겠다. 한 달 전에는 왼쪽이 아프다가, 지금은 양쪽 다 아프다. 무릎 앞쪽이 아픈 것 같다가, 관절 안으로 콕콕 쑤시는 통증이 있다. 파스를 붙여보고, 오메가3를 먹어봐도 아무 효과가 없다. 화가 난다. 무릎이 아프니 발목도 자꾸 염좌가 일어나고, 허리도 아파서 여간 불편한 게 아니다.

특히 일어날 때 그냥 못 일어난다. 무릎을 짚고 한참을 끙끙대야 일어날 수 있다. 서 있을 때도 무릎을 쭉 펴면 아파서 살짝 굽혀야 하고, 어딘가 기댈 곳을 자꾸 찾게 된다. 계단 내려가기가 제일 무섭다. 무릎 수술을 해야 하나? 돈도 많이 들고 무섭다. 밤에 자다가 무릎이 아파 깰 때면 정말 서러워서 눈물이 난다.

(1) Q. 어떤 근육을 제일 먼저 의심해야 할까?

  1) 장요근 Iliopsoas Muscle
  2) 대퇴직근 Rectus Femoris
  3) 내측광근 Vastus Medialis
  4) 외측광근 Vastus Lateralis
  5) 후경골근 Tibialis Posterior

A. 2) 대퇴직근 Rectus Femoris → 무릎 앞의 통증, 대퇴직근은 깊숙한 통증
오답 : 내측광근 Vastus Medialis → 무릎 앞 통증으로 버클링, 무릎이 잠긴다.
외측광근 Vastus Lateralis → 무릎을 굽히기 힘들다.

(2) 이학적 검사 & 진단
대퇴직근 Rectus Femoris

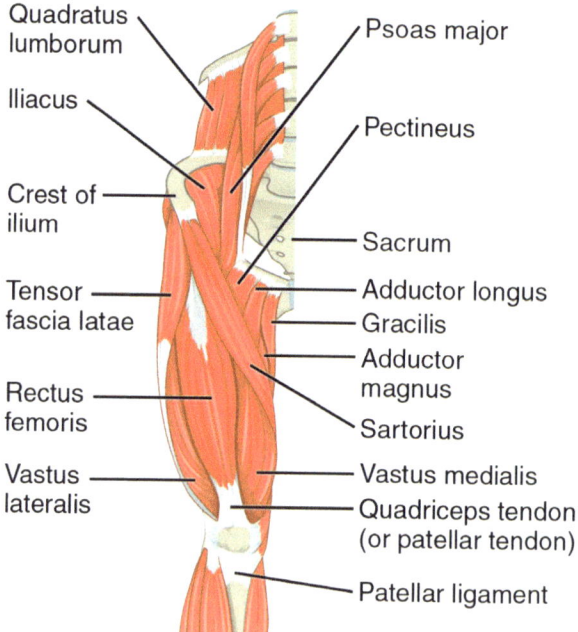

	대퇴직근 Rectus Femoris
기시	전하장골극 AIIS Anterior inferior iliac spine
종지	슬개건 Patellar tendon as one of the four quadriceps muscles
기능	● 슬관절 신전 ● 고관절 신전 ● 점프에서는 대퇴직근, 내·외측광근 작용 착지에서는 대퇴직근이 강하게 활성화되면서 브레이크 작용

이학적 검사 & 촉진 :

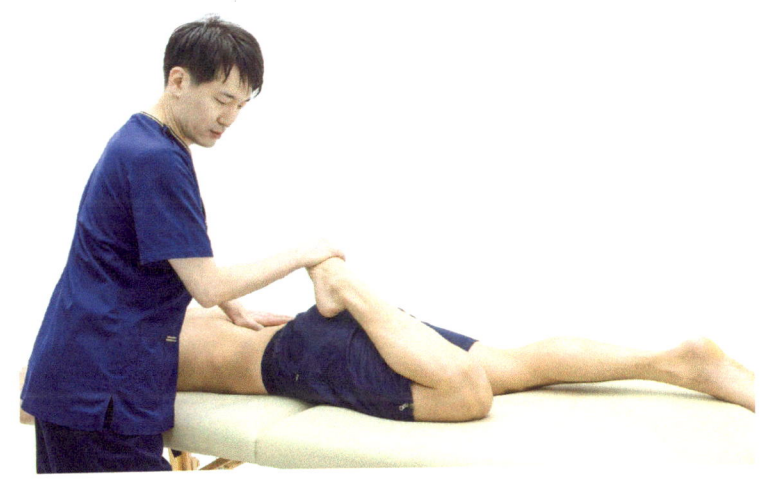

〈 Ely's Test 〉

환자는 복와위, 슬관절 신전 상태로 눕는다. 검사자는 무릎을 굴곡시켜 발목을 엉덩이 쪽으로 밀어본다. 만일 대퇴직근이 정상이라면 무릎이 끝까지 굴곡되지만, 단축되어 있다면 굴곡이 제한되고, 엉덩이가 베드에서 떨어져 올라가게 된다.

(3) 치료
- 대퇴직근의 TP와 경혈점

급맥 急脈 LR12, 비관 髀關 ST31, 복토 伏兔 ST32

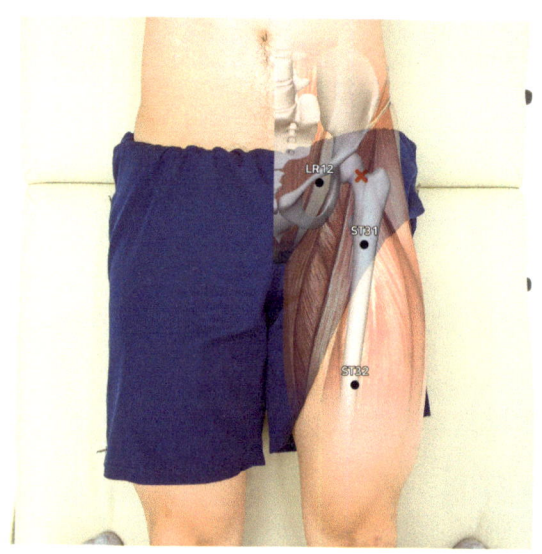

• 대퇴직근, 얼마나 깊이 찔러도 되나?

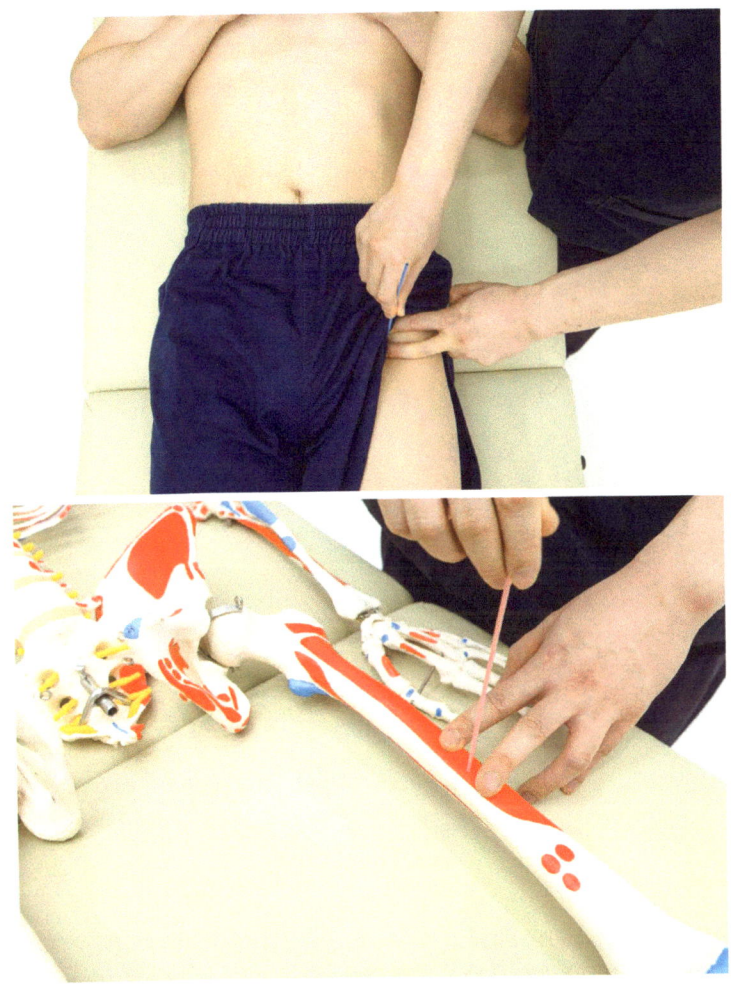

ASIS 촉진, femur 촉진 후 본 터치한다. 대퇴직근의 시작점인 경우 지나가는 대퇴동맥의 박동을 미리 확인, 피하여 자침한다. 근복의 경우는 모두 femur를 본 터치할 수 있고 안전하다.

(4) 추가로 살펴 볼 근육
  i) 내측광근 Vastus Medialis
  ii) 외측광근 Vastus Lateralis

(5) 운동요법

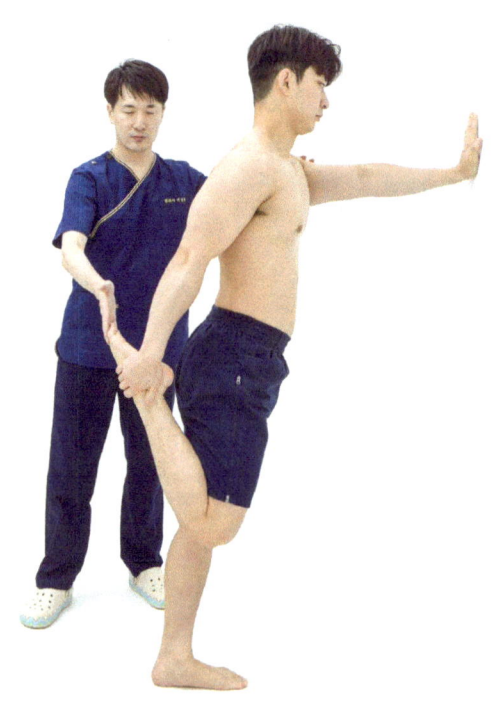

대퇴직근은 슬관절 굴곡 시 스트레칭 된다. 이때, 고관절을 신전하면 대퇴직근이 더 스트레칭 된다. 서 있는 자세에서 발끝을 손으로 잡고 슬관절을 굴곡시키면 대퇴직근이 늘어나는 것을 느낄 수 있다. 넘어지지 않도록 반대 손으로 벽을 짚는 것이 좋다.

[9-5] CASE 5.

39세 여성, 사회복지사가 정강이 앞쪽 통증으로 내원했다.

환자는 작은 키에 대한 콤플렉스로 인해 높은 통굽 신발을 주로 신어 왔다. 최근 방문 요양 서비스 일을 시작하면서 오르막길을 자주 걷게 되었는데, 발이 점점 피곤해지더니 최근에는 정강이 앞쪽의 통증까지 명확하게 느껴졌다. 환자는 이 증상이 통굽 신발 때문으로 추측하여 운동화로 신발을 바꾸었지만, 증상은 지속되었다.

현재는 정강이의 통증과 함께 발목 앞쪽이 매우 아프고, 엄지발가락이 자주 붓는다. 통풍을 의심하여 검사받았지만, 결과는 정상이었다.

(1) Q. 어떤 근육을 제일 먼저 의심해야 할까?
　　1) 대퇴직근 Rectus Femoris
　　2) 전경골근 Tibialis Anterior
　　3) 비복근 Gastrocnemius
　　4) 후경골근 Tibialis Posterior
　　5) 가자미근 Soleus Muscle

A. 2) 전경골근 Tibialis Anterior → 종아리 앞쪽 통증, 발목 약화, 엄지발가락 통증이 특징

(2) 이학적 검사 & 진단
전경골근 Tibialis Anterior

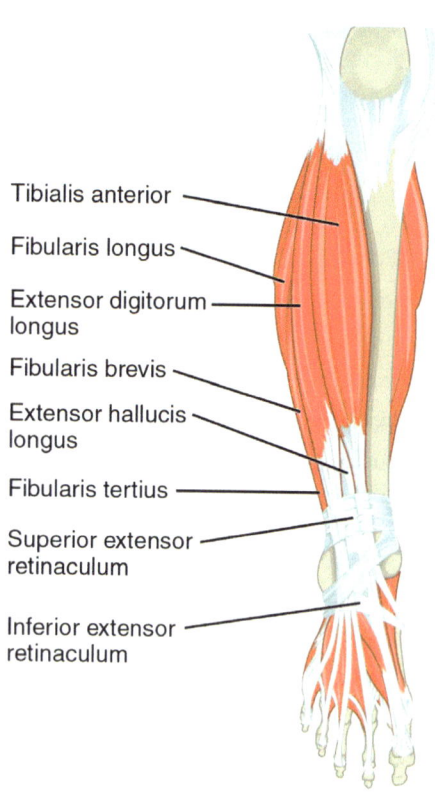

	전경골근 Tibialis Anterior
기시	경골의 외측면 Upper-lateral surface of the tibia과 골간막 인접부 adjacent interosseous membrane
종지	내측 설상골 Medial cuneiform과 제1중족골저 the base of first metatarsal bone of the foot
기능	• 발의 외번 • 발목 배굴 • 달리기, 점프 등의 스포츠에서 강하게 활성화 • 보행 중 발뒤꿈치 착지 단계에서 발이 부딪히는 것을 방지 • 보행의 swing phase에서 발가락이 땅에 닿지 않도록 방지 • 몸이 과다하게 뒤로 갈 때는 "길어지는 수축"을 통해, 고정된 발 위로 다리와 몸을 당길 필요가 있을 때는 "짧아지는 수축"을 통해 서 있는 자세의 균형을 유지

이학적 검사 & 촉진 :

〈 배굴 저항 검사 〉

전경골근을 배굴 시키면서 검사자는 반대로 힘을 준다. 만일 전경골근을 저항 배굴 시 통증이 나타난다면 전경골근 양성으로 볼 수 있다.

(3) 치료
- 전경골근의 TP와 경혈점

족삼리 足三里 ST36, 조구 條口 ST38, 하거허 下巨虛 ST39, 풍륭 豊隆 ST40, 해계 解谿 ST41

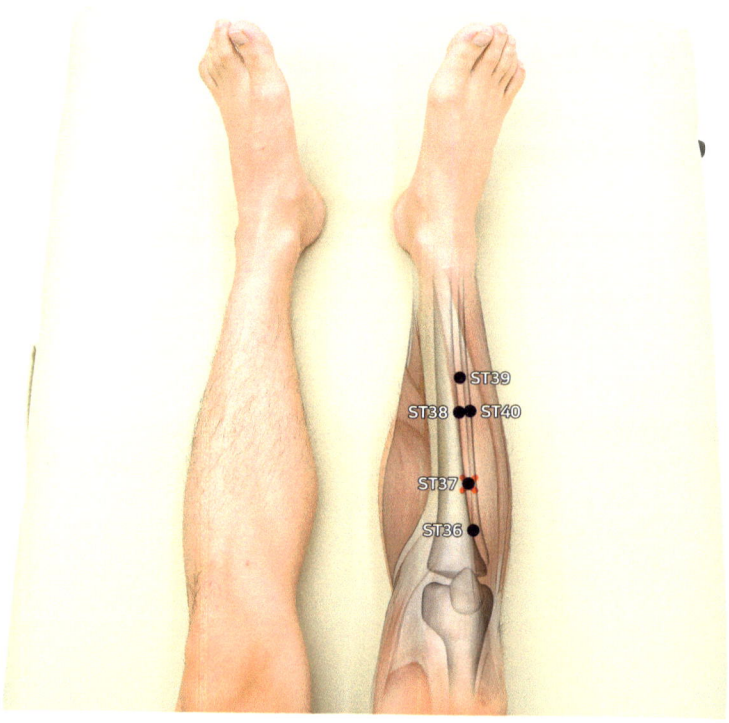

- 무릎 아래 바깥쪽 근육 문제. 족삼리 足三里 ST36, 해계 解谿 ST41의 근육은 전경골근이다. 이 근육은 발등을 몸쪽으로 당기는 역할을 한다. 따라서 풋드랍이나, 발복 염좌를 치료할 때, 해계혈을 포함한 발목 주변 혈 자리와 함께 족삼리혈을 선택할 필요가 있다. 뇌출혈, 뇌경색 등으로 반신 마비가 온 환자에게는 장침으로 족삼리에서 (종아리 내후면) 반대편으로 투자가 필요할 수 있다.

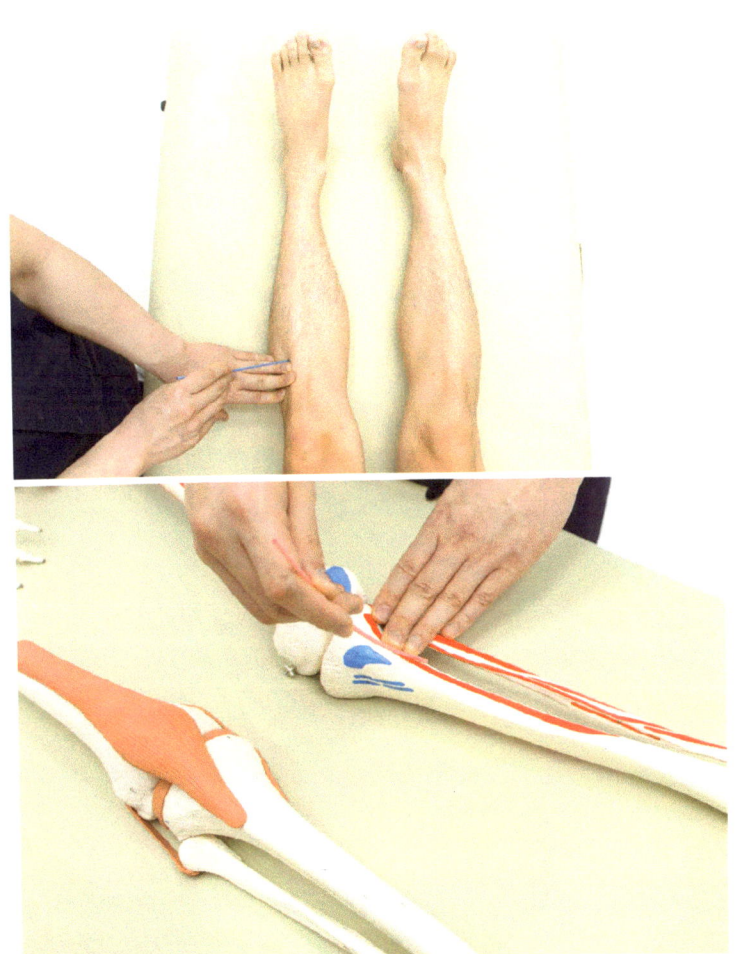

- 전경골근, 얼마나 깊이 찔러도 되나?

  i) 족삼리 足三里 ST36의 경우, 아래 다리의 두 뼈(tibia, fibula) 사이로 진입하게 된다. 성인 기준 4~6cm 정도는 뼈에 걸리지 않고 자침할 수 있다.

  ii) 해계 解谿 ST41의 경우, 발목 관절 사이로 진입하게 된다. 근막, 인대에 둘러 쌓여 있고, 환자에 따라 관절의 공간 크기도 다르다. 무리하게 심자 할 필요는 없다.

(4) 추가로 살펴 볼 근육
   None

(5) 운동요법

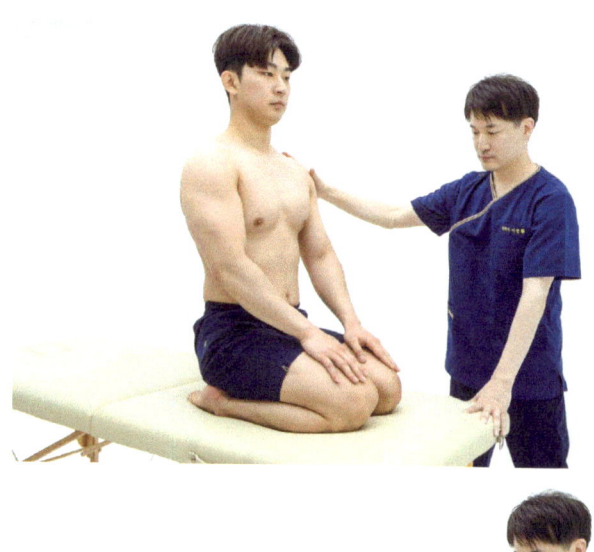

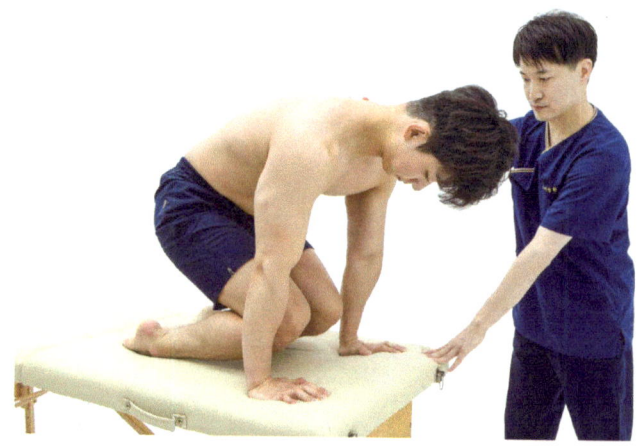

무릎을 꿇으면 전경골근을 부드럽게 스트레칭하는 데 도움이 된다. 이 스트레칭을 하면 발뒤꿈치 위에 엉덩이로 앉아야 하기에 무릎이 잘 굴곡되어야 한다. 만약 무릎에 통증이 발생한다면 이 동작을 피한다.

발등과 바닥을 평평하게 해놓고 엉덩이로 발뒤꿈치 위에 앉은 후 무릎을 꿇는다. 그 다음 바닥에 두 손과 두 발등에 대고 밀어서 전경골근을 더 스트레칭한다.

[9-6] CASE 6.

49세 남성이 장딴지 중간과 아킬레스건 통증으로 내원했다.

이 환자는 평소 운동을 즐기는 직장인으로 여러 종류의 운동을 해 왔으며, 최근 야구에서 포수 포지션을 맡기 시작했다. 2주 전부터 달리거나 걸을 때 왼쪽 발목의 균형 유지에 어려움을 겪었으며, 비포장도로에서 달릴 때 특히 통증이 심해지는 양상을 보였다.

통증은 장딴지 중간부터 아킬레스건, 발바닥까지 이어졌고, 최근에는 신발의 안쪽이 더 많이 닳는 듯한 느낌도 있었다. 환자는 통증 개선을 위해 기능성 신발 전문점에서 진단받았고, 평발이라는 결과를 얻었다. 또 3일 전부터는 아침에 일어날 때 왼쪽 발바닥 뒤꿈치에 통증이 시작되었는데 활동을 하면 되레 통증이 완화되는 경향을 보였다. 환자는 족저근막염을 의심하여 정형외과를 방문해 체외충격파 치료를 받았지만, 통증이 호전되지 않아 본원에 내원했다.

(1) Q. 어떤 근육을 제일 먼저 의심해야 할까?
   1) 대퇴직근 Rectus Femoris
   2) 전경골근 Tibialis Anterior
   3) 비복근 Gastrocnemius
   4) 후경골근 Tibialis Posterior
   5) 가자미근 Soleus Muscle

A. 4) 후경골근 Tibialis Posterior → 장딴지, 아킬레스건, 발바닥 통증 특징. 신발내측 닳음(후경골근 약화, 전경골근 비골근 과긴장) 평발과 족저근막염 직접연관.
오답 → 장,단비골근 → 신발 외측이 닳음(내반)

(2) 이학적 검사 & 진단
후경골근 Tibialis Posterior

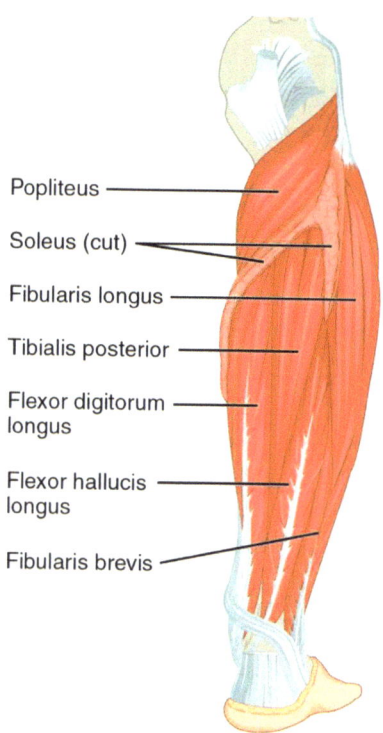

Deep muscles of the right lower leg (posterior view)

	후경골근 Tibialis Posterior
기시	경골&비골 Tibia and fibula
종지	주상골 Navicula, 내측설상골 medial cuneiform bone
기능	• 발의 내번, 족저굴곡 • 발 내측의 과도한 체중 실림 방지 • 중족골의 체중 분배 • 잘못된 신발을 신으면 발의 무게 분배가 잘 이뤄지지 않음 • 이 근육이 약화되면 외번이 잘 발생함

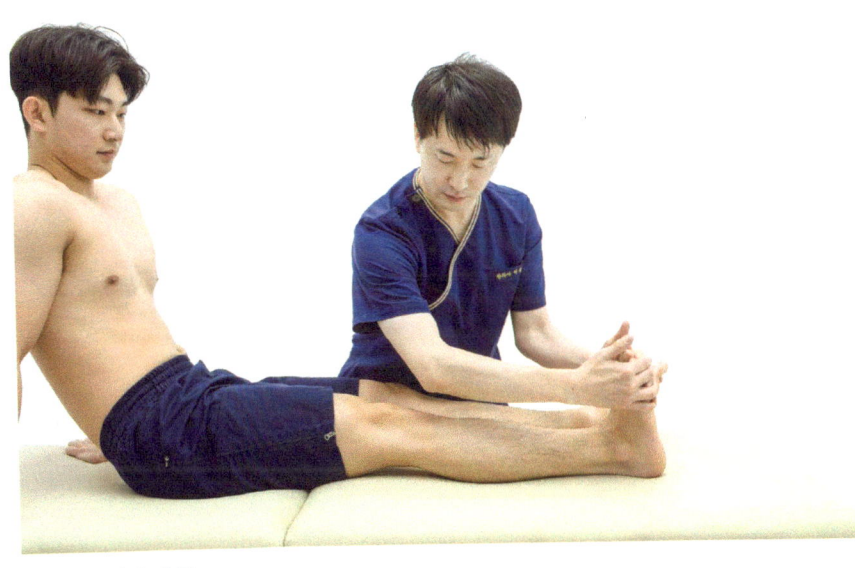

이학적 검사 & 촉진 :

- 이 근육의 결손·약화는 걷거나 서 있을 때 발이 외측으로 돌아간다. 발목이 외반되어 꺾여 있으면서 발등 위로 볼록하게 뼈처럼 부어 올라온 것을 보면 후경골근 이상을 감지해 낼 수 있어야 한다.
- 활동성 TP가 있으면 발을 외반·외전시킨 상태에서 평발 걸음으로 걷는다.
- 발을 먼저 외반·외전하고 이어서 배측굴곡시킨다. 이 동작이 제한되면 후경골근, 장지 굴근 및 장모지 굴근에 문제가 있을 수 있다. 이때, 의사가 통증 없이 환자의 다섯 발가락을 모두 펼 수 있다면, 후경골근만의 이상으로 진단하고 치료한다.

(3) 치료
- 후경골근의 TP와 경혈점

삼음교 三陰交 SP6, 누곡 漏谷 SP7, 지기 地機 SP8, 음릉천 陰陵泉 SP9

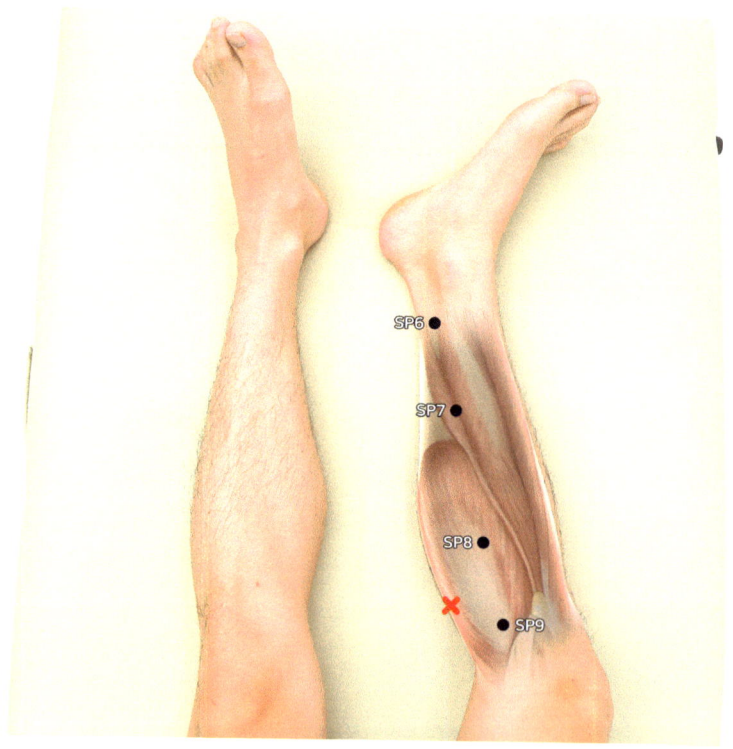

• 후경골근 얼마나 깊이 찔러도 되나?

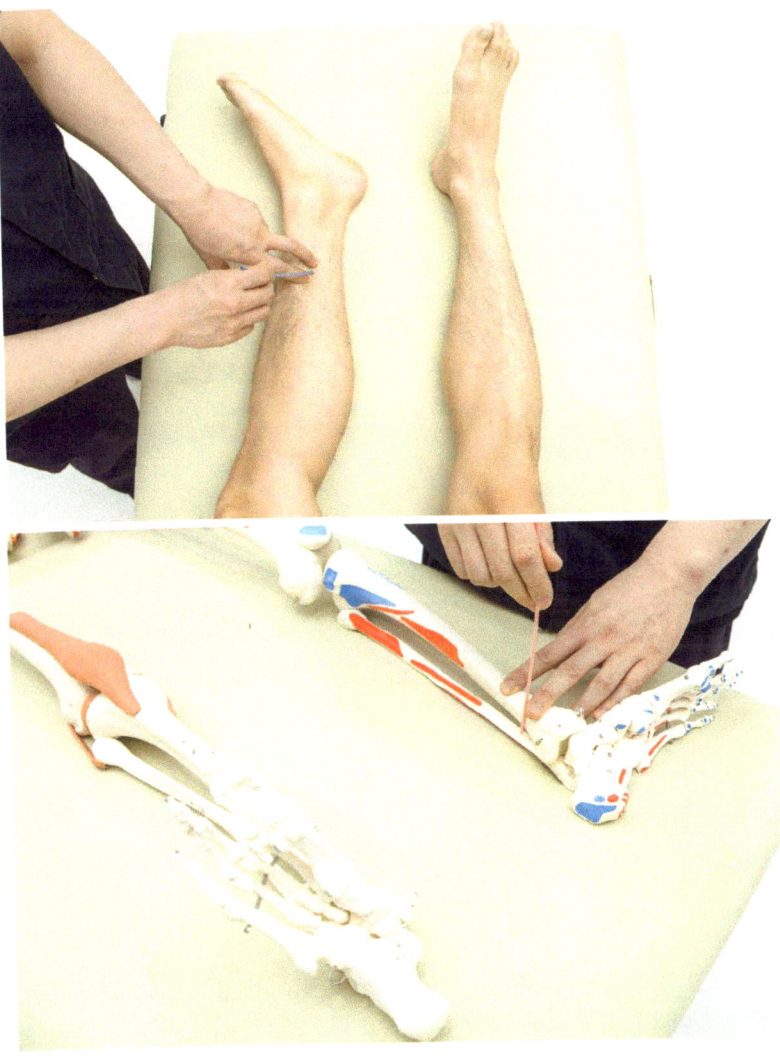

앞으로 자침해서 막과 막 사이(Interosseous membrane)를 뚫는 느낌이 나야한다. 아래다리의 내측에서 두 뼈(tibia, fibula) 사이로 진입하게 된다. 성인 기준 4~6cm 정도는 뼈에 걸리지 않고 자침할 수 있다.

(4) 추가로 살펴 볼 근육
　　i) 장지굴근 Flexor Digitorum Longus
　　ii) 장모지굴근 Flexor Hallucis Longus

(5) 운동요법

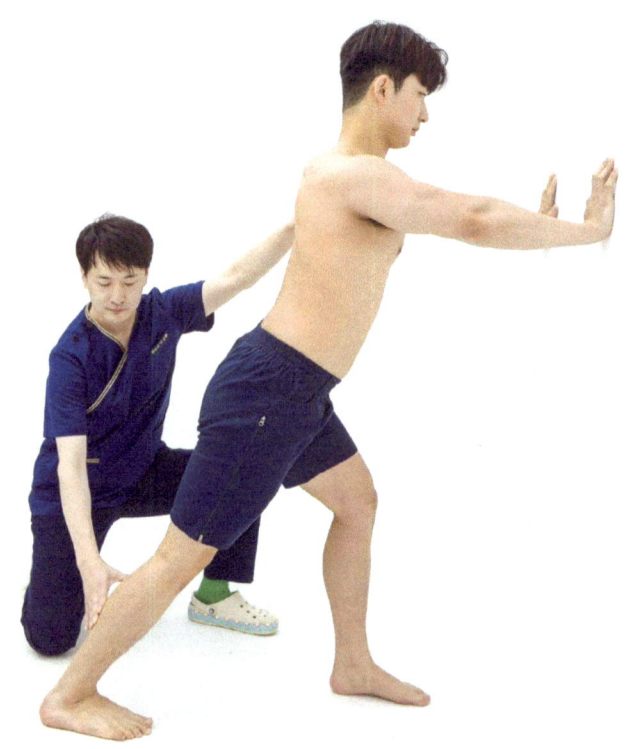

벽을 마주 보고 선 후에, 눈높이에 손을 벽에 대고 스트레칭 다리를 다른 다리보다 약 한 발짝 뒤에 둔다. 뒷다리를 곧게 펴서 뒤꿈치를 바닥에 대고, 앞무릎을 굽히고 종아리가 충분히 늘어나는 느낌이 날 때까지 엉덩이와 가슴을 벽 쪽으로 부드럽게 밀어준다. 스트레칭은 10초 동안 유지하고, 3회 반복한다.

Muscle Anatomy Illustrations

Copyright © 1999–2023, OpenStax, Rice University.

Location of Acupoints

https://www.kmcric.com/database/acupoint

안전하고 효과적인 장침 사용법
Hands-On Long Needle Technique: Korean Acupuncture

초판 1쇄 인쇄 2024년 1월 24일
초판 1쇄 발행 2024년 1월 31일
재판 2쇄 발행 2024년 8월 26일

지은이 권고은 지현우 이세린 이승환
감수 이우경
모델 신정욱
삽화 이세린

펴낸이 이승환
디자인 인디프린트
교정교열 박성준 정경은

펴낸곳 K-Medicine Academy
출판등록 제 2023-000165 호
홈페이지 https://kmedicineacademy.modoo.at/
이메일 wooricare@naver.com

ISBN 979-11-986223-0-3 (93510)

* 이 책은 저작권법에 의해 보호를 받는 저작물이므로 무단전재와 무단복제를 금지하며, 이 책 내용의 전부 또는 일부를 이용하려면 반드시 저작권자와 K-Medicine Academy의 서면동의를 받아야 합니다.
* 파손된 책은 구입처에서 교환해 드립니다.
* 책값은 뒤표지에 있습니다.